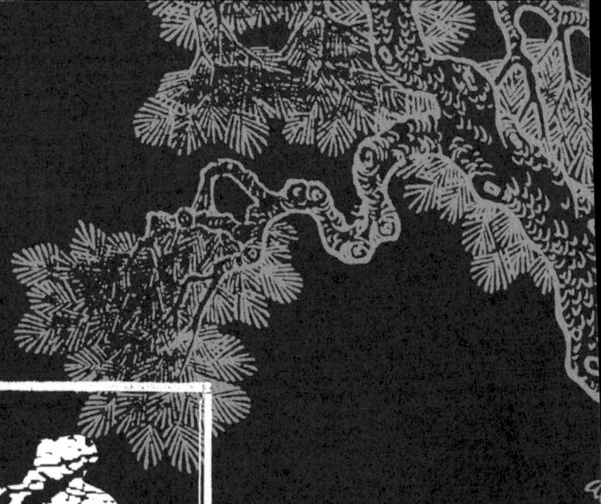

少林內勁一指禪

第十九代傳人 **高從文** 著

知名主持人 **于美人** 發心導讀

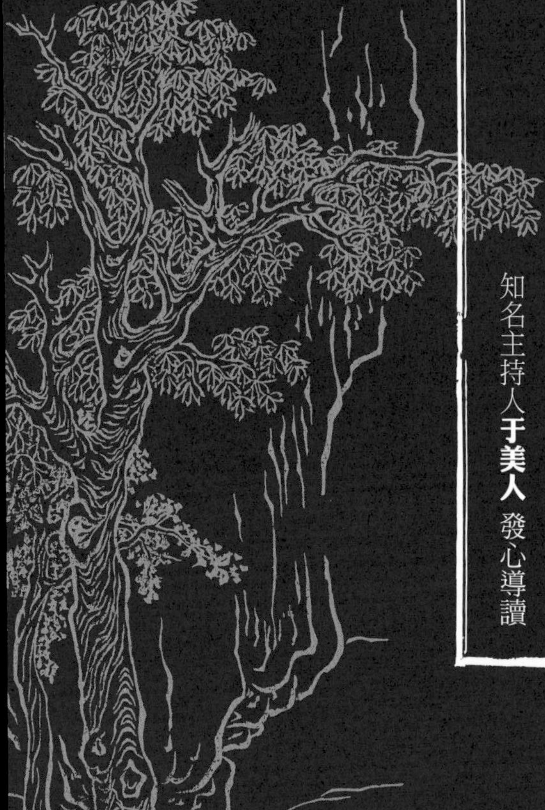

目錄

序

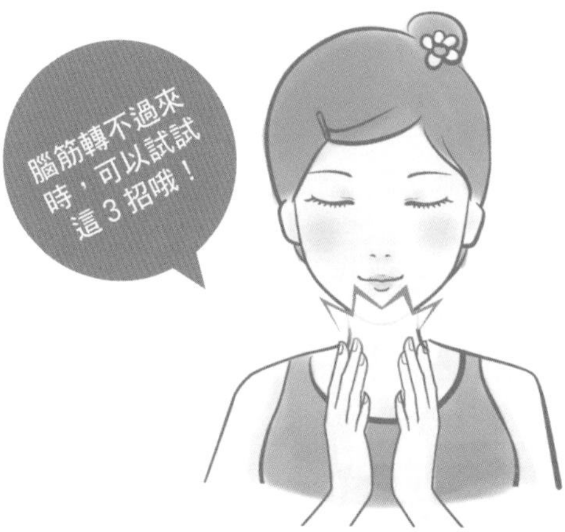

腦筋轉不過來時，可以試試這3招哦！

出版緣起

自癒癒人的氣功

本人從事中醫氣功醫療近四十年，治癒海內外疑難雜症、藥石罔效之病人不計其數。台灣名主持人于美人小姐聽友人轉述本人不把脈、不扎針、不吃藥之特殊診療法，特地飛來北京進行採訪。

在了解本人以「少林內勁一指禪」之氣功為基礎為病人診治後，驚訝於此功法強大之保健、防病、治病功效，於二〇〇九年九月邀請本人赴台灣參訪，與氣功界人士交流練功心得，了解台灣氣功武術發展現狀。

訪台期間，本人應于美人小姐之邀，赴TVBS國民大會的節目介紹傳統中醫秋冬養生保健之道，並演示了部分「少林內勁一指禪」的基本功法。沒想到節目播出後受到廣大觀眾之歡迎，紛紛去電節目製作單位，要求提供本人及「少林內勁一指禪」的相關資料，造成製作單位莫大的困擾。

于美人小姐有感於廣大觀眾對養生保健知識之強烈需求，不斷與我聯繫，希望我能出一本「少林內勁一指禪」的教材，讓海內外同胞能有遵循練功、強身健體之依據。

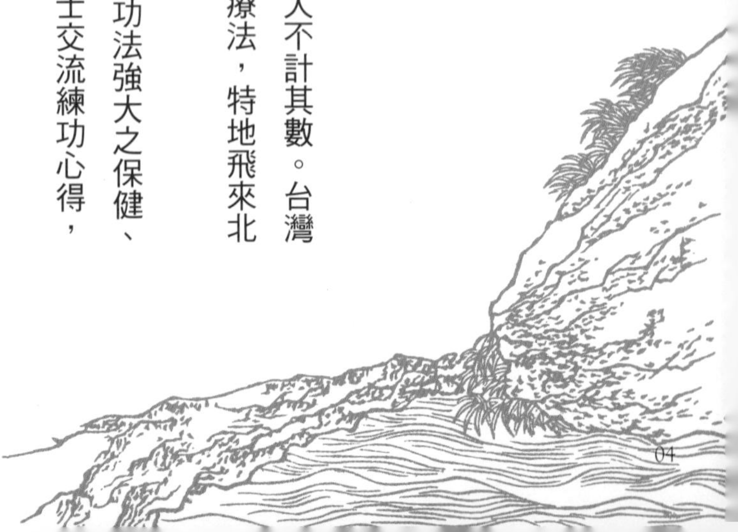

由於本人醫職實在太忙，始終沒有答應，但于美人小姐鍥而不捨地一再勸說，許多專程來我診所求醫的台灣病患朋友也強烈鼓勵，所以我被大家的誠意感動，決心排除萬難，將我數十年的練功心得和臨床實證經驗毫無保留地貢獻出來，讓大家在習練「少林內勁一指禪」後，不但能強身保健，還能自癒癒人！

本人師承於「少林內勁一指禪」第十八代傳人王瑞亭老師，習練「少林內勁一指禪」氣功近四十年，同時具有國家認證之中醫師、西醫師、高級氣功師等資格，是融合「少林內勁一指禪」氣功於正統中、西醫學之第一人，十餘萬名病患的臨床實證更讓我對「少林內勁一指禪」養生保健強身、防疫驅病的神奇功效有了極為深刻的體認。

我身為醫師，每天竭盡全力僅能診治數十人，但仍有許多為病所困的患者因看診名額有限、無法得到救治，讓我內心覺得十分痛苦。所以，我希望能夠藉由此書的出版，讓百萬人、千萬人、億萬人都能因研讀本書，修鍊「少林內勁一指禪」氣功得以祛病強身、遠離病魔。所以我十分感佩于美人小姐願意發此善心，在百忙之中仍願意投入大量心力，積極督促編輯工作，使本書得以順利出版，成就極大功德。

中華「少林內勁一指禪」的全套功法，共分為普及功、按摩保健功、動功、快速得氣功及提高功等五大功法。

普及功 即為入門功，極易上手，具有祛病強身、開智啟慧、延年益壽之功效。練功者需先用心習練普及功之後，才能為日後的進階功法奠定堅實的基礎。

按摩保健功、動功、快速得氣功 則是「少林內勁一指禪」的進階功法，雖然名為「進階」，但是卻簡學易懂，符合「大法至簡」之精神，非常適合忙碌的現代人學習。

提高功 則是「少林內勁一指禪」的精髓功法，習練「提高功」可達到會學、會練、會教、會治病的「四會」境界，進而成為合格的氣功師或氣功教師。

本書是「少林內勁一指禪」的上冊，如果有緣分的話，下冊將為讀者朋友介紹快速得氣功、提高功診病、治病法。

本書是我將數十年練功、行醫的實證經驗完整傳授，附有大量全彩圖例，仔細介紹各項動作、要求、功理及口訣，並補充自學指導、教學參考、中醫基礎、注意事項等大量註解資料，可幫助讀者朋友快速入門、輕鬆上手。

不過還是提醒各位讀者朋友：「功夫是練出來的！如果只看書、而不花時間練功，是徒勞無功的！」

我衷心期望每一位有心學習「少林內勁一指禪」的讀者朋友都能按照這本教材扎扎實實地練功，千萬不要偷「功」減料！您一定要將每一個動作都確實做到位！不怕慢、只怕站！如果您能堅定信念、循序漸進地老實練功，我相信只要區區三個月，您就可以感受到「少林內勁一指禪」的神效，體會到練功的快樂！

高級氣功師、中醫師　高從文

謹誌於北京高從文中醫診所

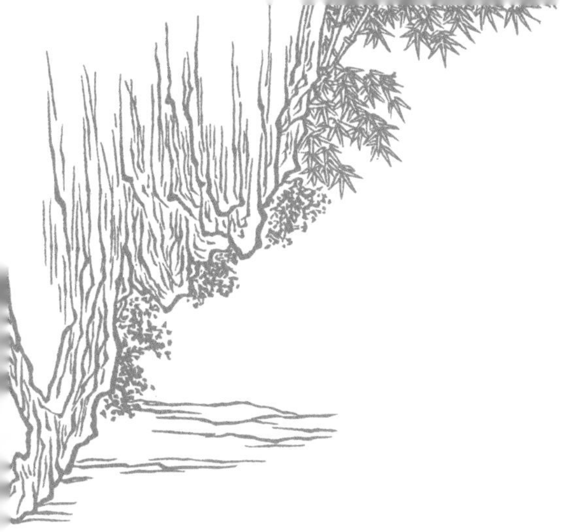

氣功是中國醫學寶庫中一顆耀眼的明珠！是中國具有悠久歷史的養生健身術，是老祖宗留下來的珍貴文化遺產。

氣功起源自春秋戰國時代，歷經數千年的發展，現今流派眾多、百花齊放、各具擅場，習練氣功不僅可以保健防病、延年益壽，還能療傷祛病，平衡身心。

我們的祖先生存於蠻荒世界，沒有醫學、不會治病，必須靠天賦來對抗疾病。隨著文明的進化，發展了醫學，人們才學會了治病，讓人在生病後能恢復 健康，這是人類醫學史的第一次飛躍，我們又稱之為第一醫學（治療醫學）。

隨著醫學持續發展，人類自從發現病菌的存在之後，隨即發展出接種疫苗的技術，所以人類不但會「治病」還會「防病」，讓人類得以避開疾病，這是醫學史上的第二次飛躍進步，我們稱之為第二醫學（預防醫學）。

隨著物質文明的發展，人類的生活水準提高、醫療技術快速進步，在二十世紀中期出現一個新的概念，認為人類不但要能治病、防病，還要將先天缺陷或病癒傷殘者的人體功能障礙加以矯治，使其盡量接近正常，這是醫學史上的第三次突破，又稱為第三醫學（康復醫學）。

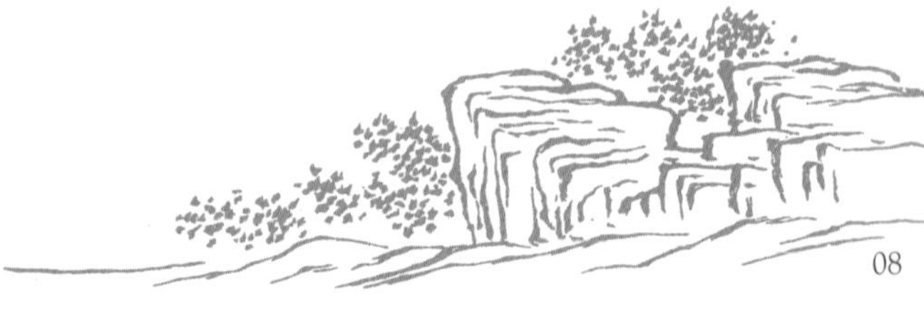

但人類身為萬物之靈，不僅有軀體，還有心靈思想，不但身體必須要求健康，在心靈方面也必須活得有尊嚴、有品質。此種要求人類身、心、靈都能夠達到健康狀態的醫學，又稱第四醫學（智力醫學）。

東西方許多學者都在尋找啟發智力、調劑身心的方法，而我們老祖宗傳下來的氣功功法正好就是這個問題的唯一解答。科學已經證明：修鍊氣功可以激發潛能、穩定思緒、啟動善念、端正行為。

「少林內勁一指禪」是菩提達摩大師創於河南嵩山少林寺的高深佛門氣功，具有強大的醫療功效。佛門戒律十分森嚴，寺內武技絕不外傳，因此數百年來此一高級功法皆不立文字，僅憑師徒間口授心傳、能「禪悟」者得之的形式下，代代相傳於南、北少林高聳的寺門內，直傳至第十七代傳人先祖師闕阿水時，才得以發揚光大、廣澤大眾。

先祖師闕阿水於七歲時因家境貧寒被送進福建莆田南少林寺為僧，法號海騰，又名「練法和尚」。因天資聰慧被方丈杜順彪收為義子，並親傳「少林內勁一指禪」絕技。

先祖師有感於「少林內勁一指禪」強身健體、防病癒疾的功效十分強大，決定將其奉獻於社會，不再藏私於佛門。在先祖師於六十年代收徒授功後，四、五十年間，經先祖師闕阿水、師父王瑞亭及本人等眾多弟子的努力弘揚，習練「少林內勁一指禪」氣功的人數近百萬人，對提升人們身心健康做出了極大的貢獻。

「少林內勁一指禪」自創功以來，歷經十幾個朝代、數百年的洗鍊，已成為一種兼具動功、靜功之長，又具技擊、武術精華的上乘功法。本功法習練的特色在於：順乎自然、不需意守、不求入靜、樁架準確、扳指嚴格、動作流暢。本功法可讓習練者快速得氣、氣感強烈、不出偏差、袪病強身。

本人師承於「少林內勁一指禪」第十八代傳人：王瑞亭老師，深深感受到師父對弘揚「少林內勁一指禪」、增進人類生活品質的強烈使命感，適逢于美人小姐懇勸出書的機緣，我決心將數十年來習練功法的體悟及融合於醫術的實證經驗完整地奉獻給社會。

本書將以簡潔的文字、詳盡的解說、精確的圖例，深入淺出地引導初學者快速入門、踏實精進。期盼藉由此書的發行，能有更多的人練成「少林內勁一指禪」，得以自助助人，發揚師父仁民愛物的偉大精神。謹以此書獻給王瑞亭老師，報答師恩。

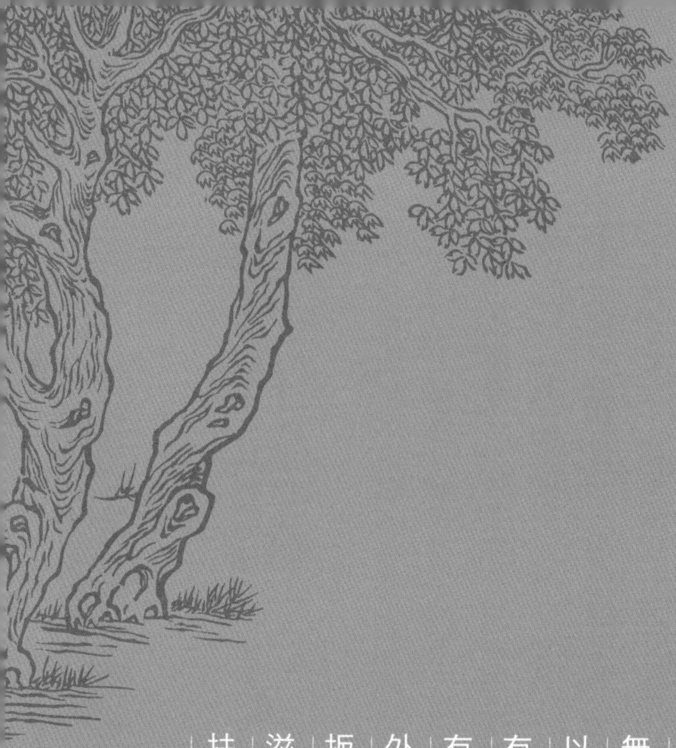

少林內勁一指禪特點

動靜雙修　動以練氣　靜以養氣　互相配合
動靜相濟　堅持鍛鍊　效果顯著　內勁樁功
靜中有動　動中有靜　靜為基礎　動為功用
馬步站樁　上虛下實　十趾抓地　如樹生根
無需意守　氣大力粗　以勢運氣　循環如常
以氣推力　有鬆有緊　以氣帶力　收放自如
有收有放　氣力倍增　雙目貫注　氣息如生
有形無形　力隨氣生　發揮運用　內走經絡
外走皮層　氣走骨髓　骨節自通　骨堅筋健
扳動手指　充實調動　各經經氣　五臟六腑
滋潤旺盛　陰陽平衡　氣血暢通　四通八達
扶正祛邪　百病少生　氣放體外　大功乃成

既可看熱鬧、又可學門道

于美人

我從小就愛讀武俠小說，對於這些高來高去的神奇武術始終感到好奇！但是我始終不是一塊練武的料！我想可能是我天性懶、又不愛動，連踢個毽子都踢不好，所以我永遠不可能成為一位武林高手！但是老天爺非常疼惜我，祂居然讓我有機會一睹少林武術的玄妙，而且還給我一個機會讓更多人可以分享。

因為電視節目錄影之故，我認識了「少林內勁一指禪」的第十九代傳人：高從文大師，並且成為莫逆之交。其實高從文大師還沒開始錄影之前，就已經給我很大的震撼，因為他可以觀察我化妝師好友的氣場來判斷她目前的情緒狀況，進而幫助她穩定情緒、放鬆情緒。後來我就乖乖地跟高從文大師學了幾招氣功，我覺得非常受用！對於健康的幫助真的是非比尋常。於是我開始試圖進一步瞭解「少林內勁一指禪」的背景故事，才赫然發現「少林內勁一指禪」原來是一種歷經千年不外傳的獨門武功，只有在福建少林寺的弟子有此機緣可以學到「少林內勁一指禪」。如今我們有機緣能夠接觸到這千年不傳的武林大秘密，真的是無比幸運！我們不必歷經像是武俠小說所描述的腥風血雨，便可輕鬆學會「少林內勁一指禪」。

儘管「少林內勁一指禪」是個武林大秘密，但是我必須老實說；個人認為這些招式真的不算太難，就連我這種運動神經不發達的人都可以練成。不過「少林內勁一指禪」也不像拍

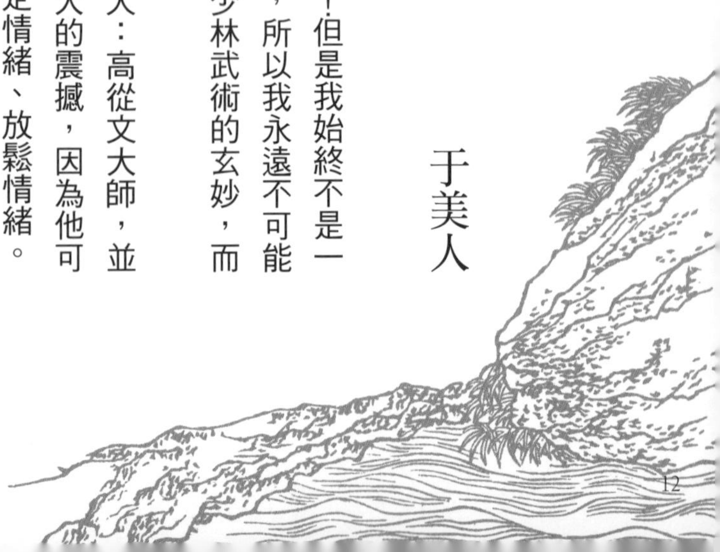

打那般地簡單！它還是具備一些難度。不過我想只要大家願意稍微努力一點，一定可以學會「少林內勁一指禪」，如果練得好的話，還有可能成為武林高手，或是幫人治病、造福眾人的氣功師。

為了讓「少林內勁一指禪」這本書更為普及！有機會造福更多的人。所以我在兩年前決定發心成立一家出版社，只出這本書。

我前後共花了兩年時間，台北、北京兩地往返將近十次，希望可以徹底搞懂少林內勁一指禪，並且期待自己可以將內容重新詮釋，讓內容改寫成普羅大眾易讀、愛讀的通俗文體。

雖然我在這本書掛名作者之一，不過我其實只是一位負責在高從文大師身邊插科打渾、搏君一粲的小助教。我的功能就是用最白話、最淺顯易懂的方式來講解「少林內勁一指禪」，與大家分享一些我常與朋友討論的有趣健康小常識，並且搭配知名中醫師：吳明珠循序漸進介紹了二～三十個重要穴道，這些穴道都是高從文大師推崇的必背穴道，我想如果您沒緣份學會「少林內勁一指禪」，至少也能學會一些穴道常識，讓自己擁有更健康的身體！

除了「少林內勁一指禪」初級功與中級功之外，我們在最後還附上了「少林內勁一指禪」最簡單、最實用的部分：健康按摩功以及高從文大師親傳、我個人超級推薦的額外加碼三招。

除此之外，還附上了兩個過去幾年我最常被問的秘方以及按摩精油的六種最有效使用方式，希望大家可以喜歡這本也許可以讓您頭腦清醒、耳聰目明、身體健康的好書，如果您有機會藉由這本「少林內勁一指禪」成為一等一的武林高手，那我就會滿心歡喜地跟您說聲恭喜！

總之我衷心盼望「少林內勁一指禪」是一本非常有趣、既可看熱鬧、又可學門道的好書。

希望大家能喜歡！

初級篇

普及功熱身法

寫在熱身法之前

中華氣功門派眾多，在練功的方法上也各有千秋。不僅各派之間差異大，即使在同一個門派中也多有分枝，因人而異。「少林內勁一指禪」功法是菩提達摩大師所創的佛門氣功，是中國福建少林寺特有的練功術，為少林七十二絕技之一，更是少林寺的看家功法。

「少林內勁一指禪」歷經上千年、十幾個朝代的不斷提煉、充實，已成為武術界極為推崇的上乘功法。它不同於一般的少林動功，也不同於一般的禪林靜功，而自立了一派包括動功、靜功、競技、技擊等功法的獨特功夫。

「少林內勁一指禪」功法繁多，訓練方法也非常奇特！訓練中雖不強調入靜和意守，但對姿勢的正確性，動作的先後次序要求特別嚴格。

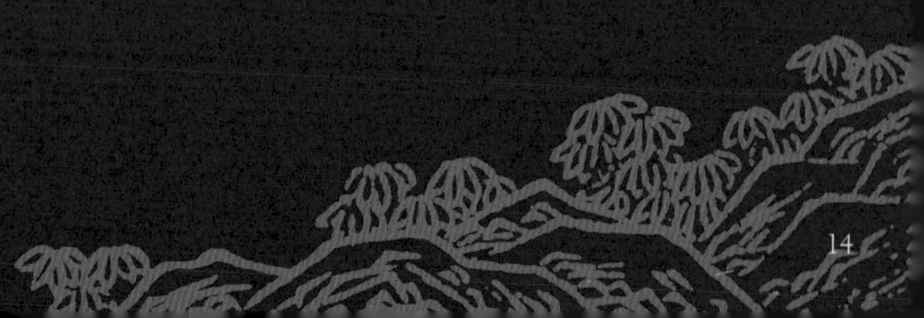

習練「少林內勁一指禪」能疏通經絡、調整人體的氣血，使之達到陰陽平衡，臟腑功能協調，從而起到祛病健身，益智延年，精、氣、神、力合一的作用。

堅持習練「少林內勁一指禪」，功底會隨時間而日漸深厚，不僅可以「外氣內收」，將外氣積蓄為自己的「內勁」，更可以「內氣外放」，用自身的氣為患者導引治病。本功法的「外放氣」，對骨傷科、神經科、內科等疑難雜症均有良好的療效。

「少林內勁一指禪」結合了中華武術內家拳的內勁，具有動靜相濟、不要意守、無需入靜、以氣帶力、得氣、氣感充足、沒有偏差等特點，使初學者易於接受，得以輕鬆入門，因此受到了氣功界的重視和廣大武術愛好者的歡迎與稱讚。

搖膀子（搖丹田）

防治肩周炎

練功小叮嚀

接下來要介紹的三套功夫（搖膀子、摩肩、貓洗臉）是同一組合的功夫，最好是一氣呵成地做完這三套比較適合！「搖膀子」這套功夫除了對肩周炎、骨質增生症有療效之外，它還也可以開氣門。在武俠小說的「點穴」其實指的就是開氣門，只要武林高手在極泉穴、章門穴、京門穴這三個穴道一點，就會發生奇妙的事情！不過我們並非武林高手，所以請大家先乖乖地把「搖膀子」這套基本功夫學好再說吧！

練功功效

練習此動作可打開**「氣門」（極泉穴、章門穴、京門穴）**，有助於溝通、接收宇宙相應訊息。活利關節，疏通手三陰、手三陽經絡，對防治肩周炎、骨質增生等肩部疾患有療效。

預備姿勢

❶成立正姿勢直立（圖1）。
❷右腳向前跨出一步，成前弓步。右手在右膝外側，掌心向前，手指併攏。
❸左手掌心向上，放於左腰際。頭頸正直，目視前方（圖2）。

【練功動作】

❶右臂向前上方繞環至與肩正上方時，掌心外翻向後，同時轉腰，帶動手臂繼續向後下方繞圈，經體側復原（圖3）。

❷手臂成車輪狀。旋轉一圈為一次，做19次。

❸右手轉完19圈後換邊轉左手，動作要求相同，右、左各19次做完後恢復直立。

【練功要求】

轉圈時手臂要伸直，速度先慢後快。目視前方，上身保持正直，勿前俯後仰。腿保持弓步，重心要平穩，腳跟不抬起，自然呼吸。

【練功口訣】

搖臂好似車輪轉，風雲漫舞肩臂旋；活利關節疏經絡，肩臂疼痛可痊癒。

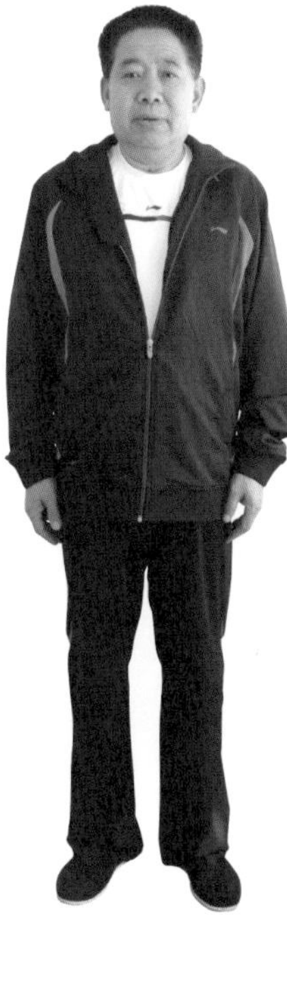

1

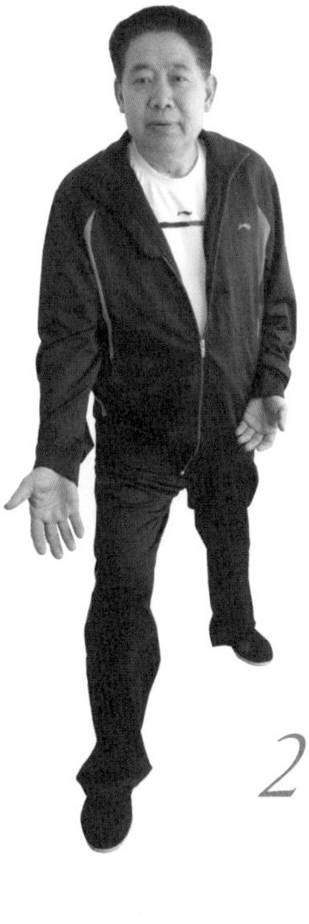

2

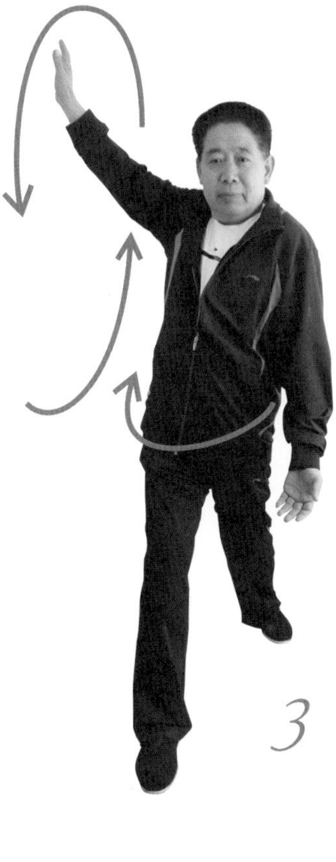

3

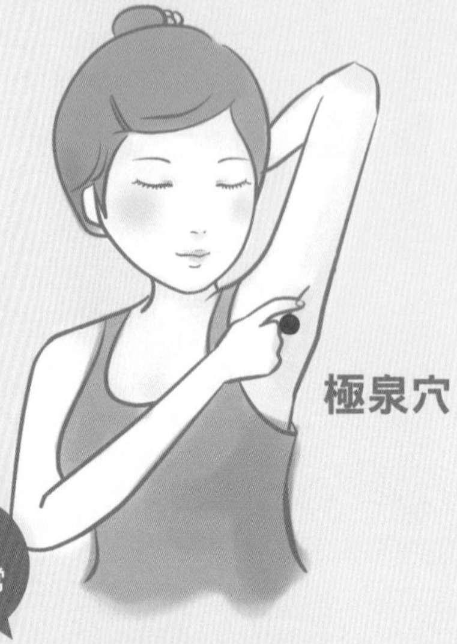

美人話家常

高從文大師常跟我說：「學拳容易改拳難！」我想這句話真的很有道理！因為古人說：「君子慎始，差若毫釐，繆之千里。」有時一開始學錯了，後來要改真的不容易！在現代社會中，人們比較習慣故步自封地捍衛自己的想法，無法認同他人。但是往往沒發現其實是自己搞錯了，而且是一開始就錯，並不是別人說錯了。

極泉穴

雖然極泉穴是武林高手點穴的位置之一，不過在日常生活中，按摩極泉穴對健康有極大助益！尤其對於心情憂鬱與心臟不好的朋友更是一定要記得的重要穴道。極泉穴位於腋窩的中間，為心經最重要穴位之一。如果您心情鬱悶、可以用四指按壓極泉穴。如果有人心臟病（心悸、心痛）突然發作，您也可以強壓他（她）的極泉穴予以急救。

注意事項

- 動作呈現前弓後蹬弓步的時候，兩腳要保持與肩同寬，不能在同一直線上，前後腳距離以兩腳長為準，如此在動作時方能保持平穩！
- 手臂向後搖轉的時候要保持挺直，練習用腰、胯帶動手臂向後轉圈。轉圈時要注意配合轉動手腕，使手心一直朝向畫圓前進的方向，手臂伸直時默念「轉腰翻腕」口訣來提醒自己。
- 學拳容易改拳難，每個動作在初學時都要仔細看圖例，一定要準確到位。建議您不妨先練習分解動作，熟練後再一氣呵成、追求協調優美。對鏡練習或靠牆練習對矯正動作都非常有幫助！
- 患有肩周炎或相關疾病者要量力而為，不可勉強操作！

摩肩（摩丹田）

恢復食慾止脹氣

練功小叮嚀

現代人很麻煩，腸胃經常會出現非常兩極化的困擾。要嘛　是大吃大喝、消化不良、肚子脹氣。要嘛～食慾不振、吃不下東西，然後還便秘……

以下這套簡單功夫，可以同時解決這兩個問題，還可以順便防止腰痠背痛。所以大家一定要好好練習啊！

【練功功效】

練習此動作可以活利**六大關節（即肩、肘、腕、胯、膝、踝）**，故又稱「通六關」。此動作不僅能促進氣血流通，防治關節麻、腰痠背痛，還能內練五臟（肝、心、脾、肺、腎），故也稱「內五行」。

練功的時候，隨著腰部及各大關節的轉動，各內臟器官也得到有節奏的牽動和按摩，**對紓解腹脹氣滯、食慾不振、便秘、消化不良等胃腸道疾病非常有效！**

【預備姿勢】

❶成立正姿勢直立。

❷左腳向左打開，與肩同寬、平行站立（圖1），向左轉體90度，同時屈膝下蹲。

❸右肩在前下沉，重心偏左，右臂自然下垂，手背靠近左膝內側。

❹五指鬆直，拇指朝內，掌心內轉向右。左手置於左腰胯後外側，掌心朝外。

❺左肩高於右肩，頭頸正直。目視前方（圖2）。

【練功動作】

❶右肩帶動肘和手直線向上拎起（彷彿從井裡打水的動作），屈肘過頭頂到最大限度，順勢向右轉腰帶動胯、膝、踝關節向右轉動。

❷右手背經腋下、沿右背部，下行至右腰胯後外側處，掌心向外。同時左肩下沉，向右轉體至最大限度。

❸左手背沿左腿後側下行，再前移到兩膝之間（圖3），重心偏右，再像右臂那樣上提，並順勢向左轉腰帶動胯、膝、踝關節向左轉動。

❹左右各做19次後，恢復直立。

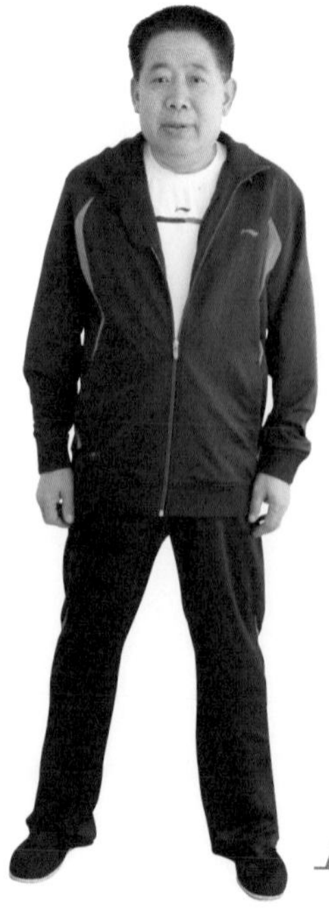
1

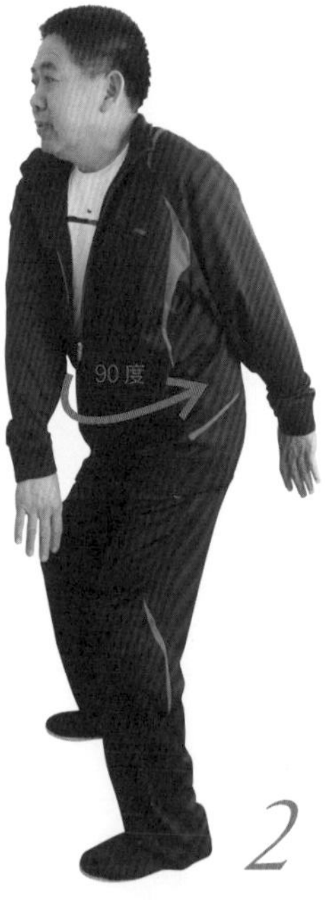

2

【練功要求】

動作時注意保持頭、頸、脊柱中正，目視前方。

肩、肘、腕、胯、膝、踝各關節同時轉動，但腳不移動。

自然呼吸。手部上提、下行時動作要協調。

【練功口訣】

摩肩形似熊走路，導引五臟和六腑；
活利關節通經絡，祛病延年身心舒。

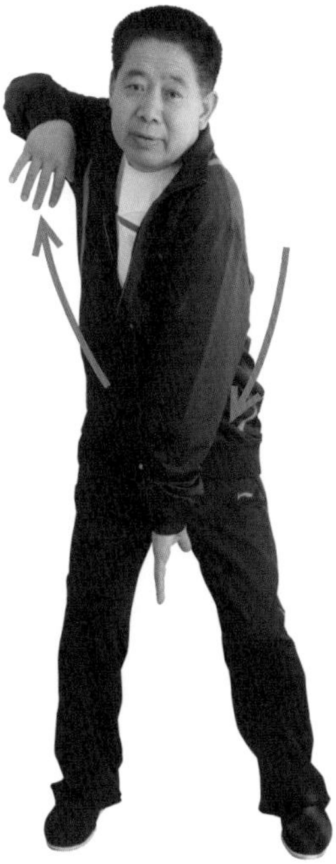

3

美人話家常

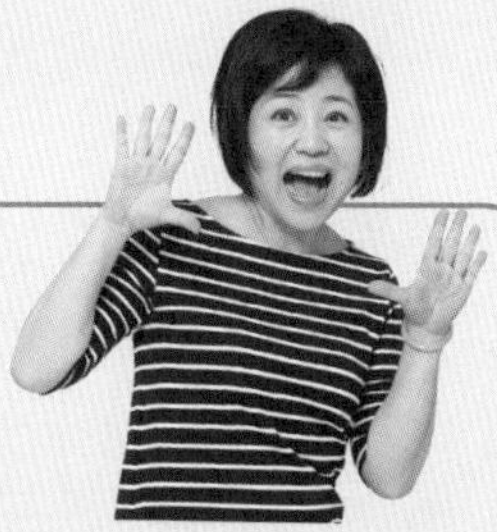

這套功夫其實不容易，不過高從文大師說學好的秘訣就在模仿熊走路。漢代名醫華佗曾經模仿熊、虎、鹿、猿、鳥五種動物的動作創造了「五禽戲」，華佗的弟子：吳普便積極推廣這五禽戲，所以活到九十幾歲，身體還非常健康！五禽戲裡頭的「熊走路」就與「摩肩」這套功夫有異曲同工之妙，所以各位讀者朋友一定要排除萬難，把這功夫學起來！

注意事項

- 這是一節稍有難度的動作，在動作時除了頭及腳掌不動外，身體其餘部位包括手、腳都必須要協調。
- 動作時手臂以肩端為圓心，在提肘過頭時要保持肩平，另一手同時從腰後畫弧到體前，重心同步轉換，肩端湊近鼻端。
- 在整節動作時身體高度維持不變，以腰為軸心帶動四肢，軀體扭轉時自然舒鬆內臟達到自我按摩的功效。
- 建議對著鏡子練習，這對矯正動作極有幫助！

貓洗臉（轉丹田）

防治腰扭傷

練功小叮嚀

前面「摩肩」那招是模仿熊走路的模樣，而這招則跟貓科動物有關，除了要模仿貓洗臉、還要模仿老虎登山的模樣。

「貓洗臉」這招主要是活動帶脈，所謂「帶脈」就是我們的腹部最突出的那一塊（換言之，就是游泳圈啦！）如果您跟我一樣，想消掉肚子上的游泳圈，就趕快來練這招「貓洗臉」吧！

練功功效

本節動作仿貓在洗臉的動作，對內臟有按摩作用，可活動帶脈，**同時對肩周炎、腰扭傷等疾患有防治作用。**

此動作柔中寓剛，剛柔相濟，如用於技擊則有防身進敵之功。本節練習的虛步站樁有助於增加下肢的力量，可為日後鍛鍊提高功法奠定堅實的基礎。

預備姿勢

❶成立正姿勢直立（圖1）。左腳向前方跨出半步，成左前虛步。

❷右腿屈膝下蹲，重心在右腿上。以腰為軸，右肩向左轉90度。

❸右手掌心向內，手指朝上，距左太陽穴10公分處成保護狀。

❹左手掌心向內並屈肘向後方拉足，護於左腰際；頭頸正直，目視前方（圖2）。

練功動作

❶以腰為軸，帶動右肩向右轉動90度，右掌隨勢下行似「貓洗臉」狀，經左胸腹畫弧至右腰際，右肘向後方拉足成三角形，手心向內成護腰狀。

❷同時左肩亦隨之向前，左手掌心向內、向上畫弧至距右「太陽穴」10公分處（圖3）。

❸兩手像「貓洗臉」似的頻頻在左右面部及胸腹成圓形輪番轉動9次。

❹換成右前虛步，再做9次後恢復直立姿勢。

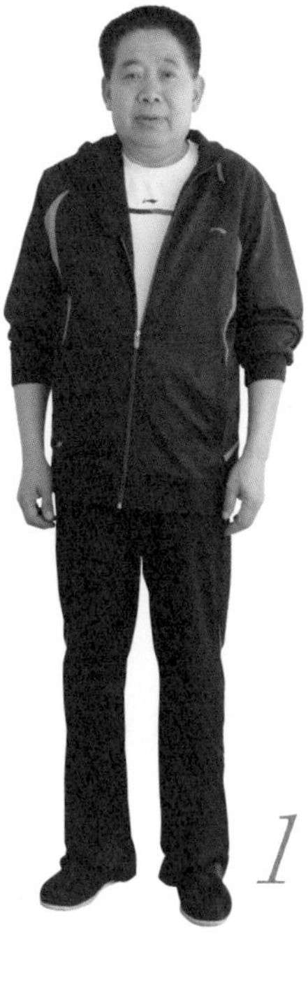
1

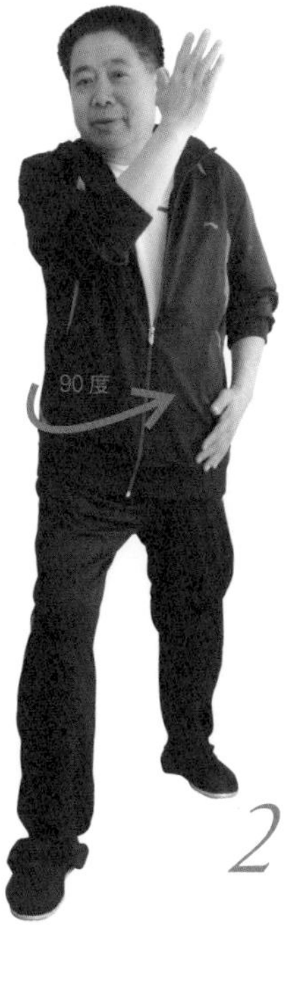

2

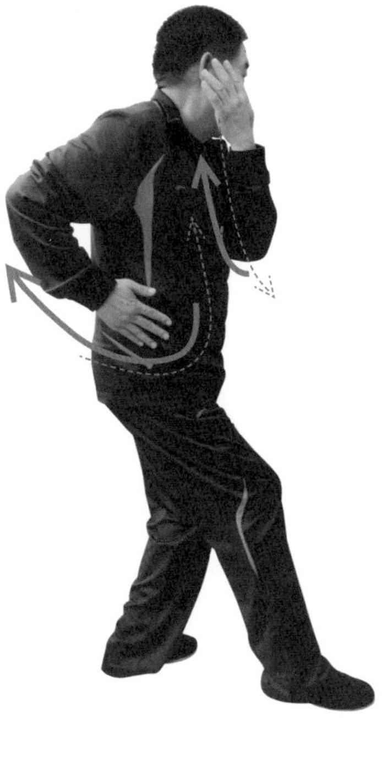
3

【練功要求】

動作時要注意保持上身正直，上虛下實。

以腰帶肩，肩隨腰轉，手隨肩轉，收腹提肛，目視前方，自然呼吸。

【練功口訣】

虛步站樁轉丹田，形態模擬貓洗臉；
收腹提肛前虛步，防治腰扭肩周炎。

美人話家常

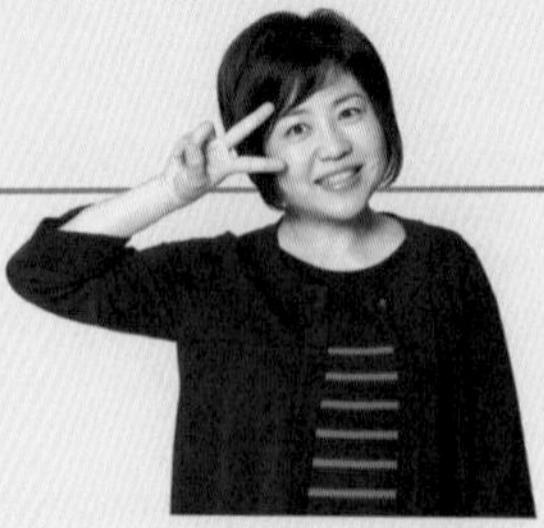

要成為一位武林高手真的不太容易！因為我所知道的練武大忌就有一大堆，而且我也搞不清楚這些忌諱的背後原因到底是什麼？總之，練武時手不能遮住眼睛，大家不妨背起來吧！

注意事項

- 練功時注意肩隨腰轉、肘隨肩動、掌隨肘行。轉腰時要使肩靠近鼻前，用肩端去找鼻尖（與摩肩的要求相同），手掌由鼻的另一側上行（右掌由鼻左側、左掌由鼻右側），經太陽穴成貓洗臉狀，有如圍耳畫一圓，肘向後成「虎登山」式，有力但不僵硬，然後放鬆經胯下上行，有如繞臀部畫一圓形。
- 習練本節動作時最常出現的錯誤便是重心前偏、手動腰少動、身體上下起伏，換腿時手停止擺動。尤其要注意手在移動時絕對不可遮住眼睛，這是練武之大忌。
- 本節是熱身法中較有難度的動作，宜先分解動作練習，練習時常常自我提示「轉腰」、「手從鼻側向上」、「虎登山」等。初學時可用手觸摸另一側肩頭，讓轉腰動作到位，右手洗臉時摸左肩，左手洗臉時摸右肩。
- 以上搖膀子、摩肩、貓洗臉等三節為一組，練習時務必保持自然呼吸。

恨天無環（壓丹田）

幫您消去脂肪

練功小叮嚀

這招「恨天無環」是我最愛的減肥神功，可以消除皮下脂肪，真的是想要減肥的朋友之福音啊！「恨天無環」同時也是熱身功最核心的功法，可以鍛鍊「內五行」（心、肝、脾、肺、腎），不過肝病患者與有高血壓的朋友無法練習這套功夫！真的非常可惜！

【練功功效】

此法可鍛鍊「內五行」。通過上下肢肌群的相對力道、腹肌的收縮以及深吸氣後的突然快速呼氣，使胸膈肌得到大幅度運動，從而擴大肺活量，增強胸肌、背闊肌、肱二頭肌和腹肌的勁力。

此動作對減肥（消除皮下脂肪）具有成效，對慢性支氣管炎、哮喘等呼吸道疾病也有很好的防治作用。注意：高血壓、內臟下垂及肝脾腫大患者宜輕緩練習。

【預備姿勢】

身體直立。（圖1）

〖練功動作〗

❶右腳向前跨半步，屈膝，同時右手五指併攏，經右耳側向上將臂舉直，使右肋全部伸張開，好像拉手風琴的模樣拉足。

❷左手掌心向下，隨勢置於右肘下做保護肋骨的姿勢，同時用鼻大力吸氣（圖2）。

❸接著右手捲掌成拳、像鷹爪一般用力抓物狀，直線向下猛拉至拳與肩平，好似要把天拉下來一樣。肋骨此時就像手風琴似的合攏。

❹同時兩腿用力蹬直，挺胸，頂住上面向下的壓力，使內臟受到上下兩種力道的擠壓作用，左手護右肋，並用口迅速出聲呼氣（圖3）。

〖練功要求〗

手臂上舉要盡量伸直，下拉時要迅速有力，動作要清楚，不要拖泥帶水，動作過程中身體要保持正直，目視前方。

右手右腳做完了，再換左手左腳，重複交替進行，左、右各做9次後恢復直立。

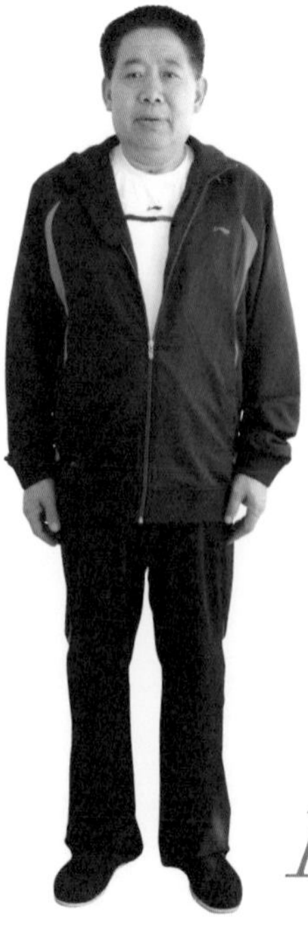

1

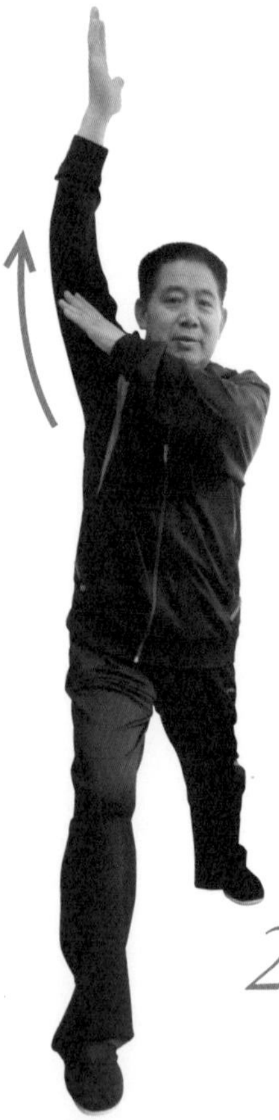

2

【練功口訣】

舉手護肋豎丹田，恨天無環項壓勁；排除濁氣身舒展，久練氣順體太平。

3

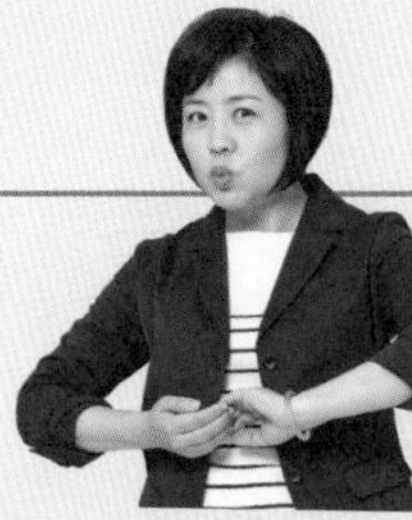

美人話家常

其實肝病患者還是可以練習此功法。
只不過在進行下拉動作的時候，動作千萬不能太猛！只要依勢比畫即可！
「開吸合呼、升吸合呼」聽起來有點像繞口令，不過白話地說。四肢開展時要吸氣！四肢收回、放鬆時呼氣！重心上升時吸氣！屈膝下落兩手合攏時要呼氣！頸部肌肉緊繃時要吸氣！頸部肌肉放鬆時則要呼氣！總之，伸展時要吸氣，放鬆時要呼氣！

注意事項

- 本節動作之力度較大，是熱身法中的核心單元。練習此節最重要的是動作準確到位，並切實按照「開吸合呼、升吸合呼」的要求來調整呼吸。
- 前腿微弓時重心偏向前腿，後腿伸直。當手向下猛拉時，雙腿快速蹬直，重心全部落在前腿，後腿腳跟可抬起。
- 向下猛拉時，肘要垂直向下，肘與另一掌貼在肋骨側面，對改善肝脾功能有助益，但請切記千萬不要用力過度而傷及內臟。
- 本節動作最常出現的錯誤為：1.手上舉時沒有經過耳側，而是直接向前抬起成上舉狀。2.下拉時力道不夠強勁。3.下拉時雙腿蹬不直。4.呼吸時軟弱無力。
- 您可以先練習深呼吸後的快速吐氣，體會其節奏後再與動作相結合。
- 成鷹爪握拳時有如捲餅，由指尖、手指、手掌依序捲曲成拳，這個動作也可以先單獨練習後再結合整體動作。
- 如果您是肝病患者，建議您在練習下拉動作的時候，動作千萬不能太猛！只要依勢比畫即可，等到您病癒後才可逐漸加大練功力道！

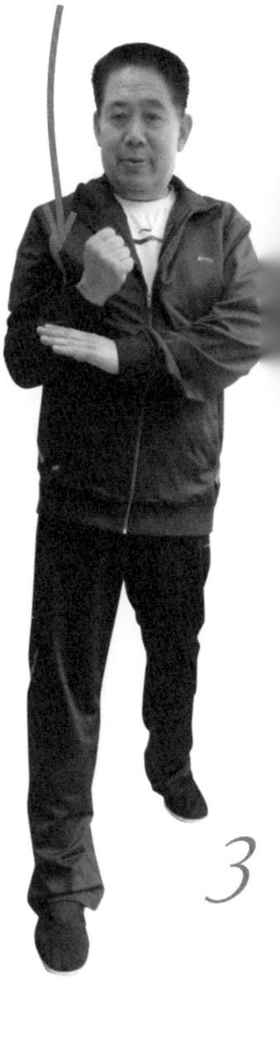

野馬奔槽（提丹田）

對肺氣腫、胃下垂有幫助

練功小叮嚀

這招其實是一套效果很好的武功，熟悉時大概可以打敗一大票武林高手。不過我們練習這招是為了防止胃下垂、腎下垂，如果您有親朋好友罹患肺氣腫的話，一定要勸他好好練習這招，對於治療肺氣腫有極大的幫助！

【練功功效】

這種動作可以加速調息。**對肺氣腫、胃下垂、腎下垂等疾病具有療效。**另外此動作藉由腿推腰、腰推肩、肩推肘、肘推手等連貫動作，可以提升中氣，同時亦可**有效地鍛鍊下肢、腰背和上肢的勁力**，故具有極大的技擊實用價值。

【預備姿勢】

❶成立正姿勢站立（圖1），左腳順腳尖方向跨出一大步，成左弓步。

❷兩臂伸直在左腿上方，十指鬆直，手背相靠，上身

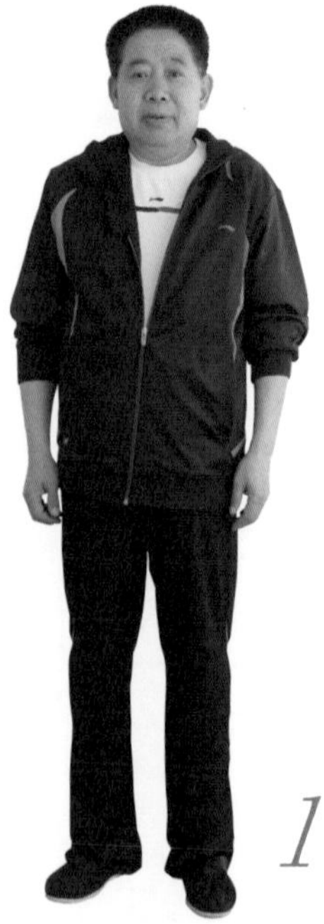

1

傾向出腿方向。

❸眼睛仍凝視正前方（圖2）。

【練功動作】

❶兩臂隨掌心向下、向側後方拉至最大限度，同時用鼻吸氣，重心隨勢後移，右腿屈膝，左腿伸直，上身後仰。

❷兩臂繼續下行，兩手由掌變拳，經腋下朝出腿方向以約15度角猛力向上衝出，同時用口迅速順勢短促呼氣有聲。

❸上身亦隨勢前移，右腿用力蹬直，但腳不離地。

❹兩拳眼向外翻轉，左拳在前與眉齊；右拳在後，靠近左手腕處與鼻平。

❺頭頸直正，目視正前方（圖3）。

❻做完9次後換右腳在前，再做9次，後恢復直立。

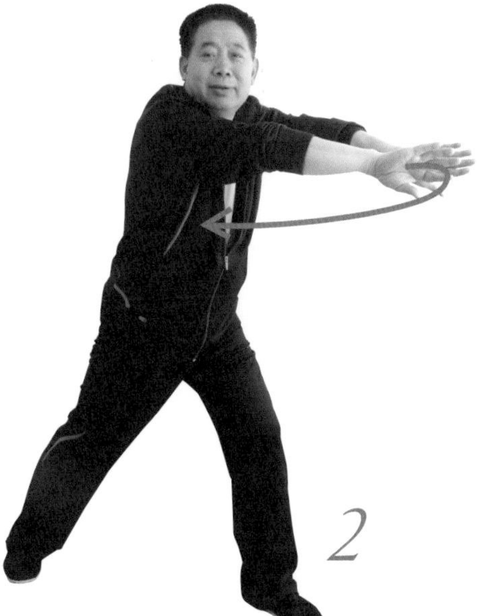

2

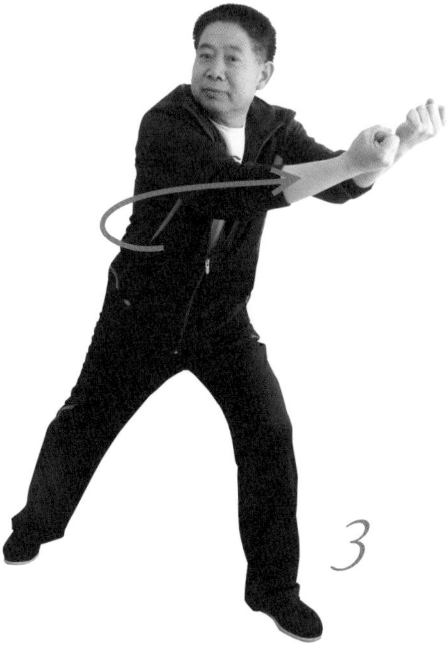

3

【練功功效】

在兩臂向後拉至最大限度時，前腿要蹬直，與上身、頭頸成一直線。

衝拳後，頭頸、軀幹與後腿成一直線。

【練功口訣】

野馬奔槽氣門開，收腹提肛暖氣海；

肺與腹腔活量大，血壓高者慎重來。

美人話家常

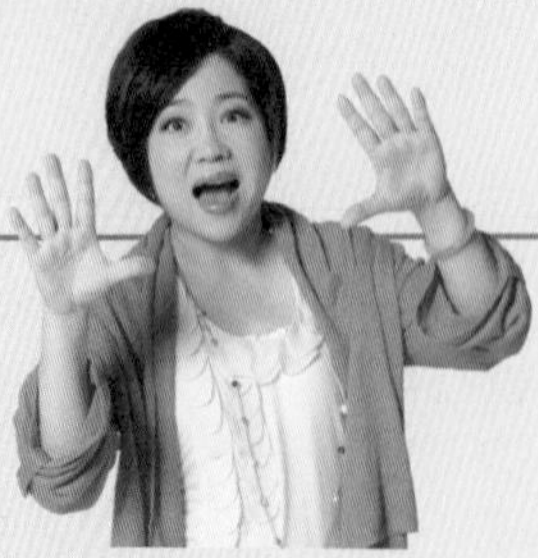

何謂逆腹式呼吸？

逆腹式呼吸就是用鼻子吸氣，然後收小腹、將肚子裡頭的腹部濁氣擠入胸腔肺臟中，一部份濁氣從口鼻呼出，一部份濁氣再送回小腹。不過聽起來很簡單！事實上，對我而言，這是非常困難的呼吸法，因為「逆腹式呼吸」是需要與意念結合，才能成功！基本上，「逆腹式呼吸」可以任何姿勢中進行，但是上半身一定要保持正直，呼吸才能順暢！

注意事項

- 成立正姿勢的時候，務必要讓兩腳尖分開為60度，才能讓順著腳尖方向跨出的弓步準確到位。
- 向左前方踏出一大步成左弓步後，雙臂向出腳方向伸出，身體前傾時，頭、頸、背、腰、臀、腿、足要成一斜直線。後仰時，面部、胸、腹、膝、足要成一斜直線。初學者經常無法達到上述二條斜直線的要求，尤其是後仰時的直線務必要特別注意！
- 後仰時身體宜鬆，前衝時身體宜緊。如能進行「逆腹式呼吸」，對於按摩內臟的效果更佳。
- 兩拳由腰部衝出時一定要有力！兩眼歪頭看側面，不可看著雙拳。練習時可自行提示以下口訣「後腳腿用力、頭看原方向」。
- 如果您是高血壓患者的話，您只要依勢輕輕比畫即可，切勿勉力而為！高血壓治癒後才可真練，且力道必須由小到大，緩步加強！

扁擔（拉丹田）

改善僵直性脊椎炎

練功小叮嚀

這招非常簡單！充其量只是轉轉腰而已。但是千萬別小看這簡單的招式，因為這招對於脊椎有很大的幫助！凡頸椎病、腰椎病、甚至是僵直性脊椎炎都具有一定的幫助！更重要的是高血壓的朋友也可以練習這招，因為此招式可以降血壓，等到您的血壓降低之後，您就有辦法練習「少林內勁一指禪」的全套招式了！

【練功功效】

頸椎、腰椎為人之樞紐，經常練習本節的轉腰回顧動作，可使督脈、任脈、帶脈通暢，脊柱靈活，增強平衡性。**對眩暈症、咽喉炎、頸椎病、腰椎病、骨質增生、僵直性脊椎炎等均有一定的幫助。**展臂擴胸的動作可使上下肢肌肉放鬆，血壓降低。本節動作對防治高血壓、肩周炎、胸膜黏連、肺氣腫等疾患也有一定的作用。

【預備姿勢】

❶成直立姿勢（圖1）。

❷左腳向前跨出半步，兩腳平行朝前，重心在兩腳之間，兩手臂自然下垂。

練功動作

❶向右轉體90度，掌心向上，兩臂緩緩向上成側平舉（扁擔式），左手臂在前，右手臂在後。
❷轉頭目視右手「勞宮穴」，同時吸氣，兩手翻掌向下畫弧，下落於大腿兩側。
❸重心下降並隨勢屈膝，向左轉體至最大限度，隨即直立，兩臂平舉，掌心向上，右手臂在前，左手臂在後，並轉頭目視左手「勞宮穴」，同時呼氣（圖2）。
❹做完9次後，換右腳在前，再做9次，然後恢復直立。

練功要求

兩腳站立要穩實，轉動時腳不要移動。上身轉動要以腰為軸，頭隨上身轉動。
兩臂前後平舉，要像「扁擔」那樣盡量做到與肩成「一」字水平。
兩臂不能高舉過肩，或低垂傾斜。頭頸一定要轉動至目視後掌「勞宮穴」。

練功口訣

肢體放鬆前後步，頭腰後轉手平舉；
脊柱靈活通帶脈，諸多疾患皆可去。

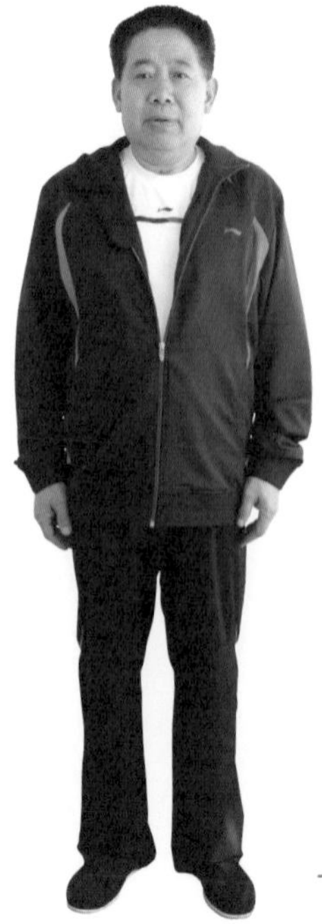
1

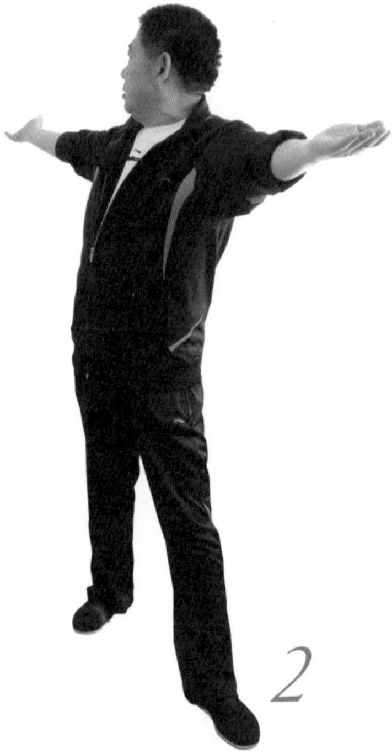
2

保庇豆知識

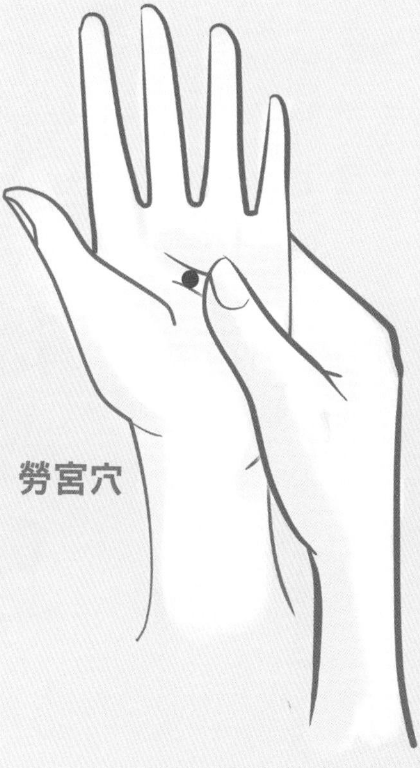

勞宮穴

勞宮穴是《少林內勁一指禪》這本書裡頭最常出現的穴道，也是人體最重要的三大穴道，勞宮穴就位於握拳時，中指與無名指所指之處的中間點，大家一定要好好背起來勞宮穴的位置！在武俠小說裡頭，所謂的「掌風」其實指的就是從勞宮穴發出的氣。不過您無須練習掌風，您平常只要感到精神不濟與焦躁不安的時候，都可以用拇指按勞宮穴，只要按個三十秒，大概精神就會好不少！言歸正傳，在《扁擔》這招，轉脖子的時候一定要盯著自己的勞宮穴，如果「瞪」著勞宮穴就再好也不過了！

注意事項

- 本節動作是用柔力鍛鍊的動作，強調動作要協調，掌、肘肩。動作時兩腳成60度站立，左腳邁出與右腳平行，兩腳左右相距25公分，前後相距約10公分，如此才能幫助站穩腳步。
- 展臂吸氣，同時看後手內勞宮穴；轉體180度時同步呼氣，向後看另一手勞宮穴。兩手平舉掌心向上呈扁擔狀，柔軟不僵硬，宛如大鵬展翅，可使氣血通暢。轉體到位並目視勞宮穴，可治療頸椎、腰椎等病痛。
- 直立動作非常重要，一定要確實完成，絕對不能拖泥帶水！在往後視勞宮穴時要注意擴胸，如能瞪眼目視則效果更佳。
- 重心下降時要注意不可彎腰。左腳在前呈扁擔狀時，向右轉180度稱為正向轉，正向轉時吸氣、反向轉時呼氣。

搓草繩（搓丹田）

增強腦力

練功小叮嚀

對於成天動腦動個不停的創意工作者以及用腦過度、經常會頭暈、失眠、神經衰弱的朋友而言，這招「搓草繩」是千萬不能錯過的大絕招！練成此招之後，您就再也不會失眠了！腦袋也變得特別清楚囉！其實這招「搓草繩」正是鼎鼎大名的「吐納功」，除了可以增加血液含氧量之外，您也可以從練習此功的過程中感受到氣感，但是千萬不要慌張！因為您在「少林內勁一指禪」這本書所學到的功夫本來就是氣功，有氣才是正常！沒氣感就漏氣囉～

《練功功效》

本節動作又稱「吐納功」，一提一搓走內勁，有疏通手三陰經和壯大臟腑之氣的作用。通過「細、勻、深、長」的呼吸可吐盡濁氣、納入清氣，故又稱「調息功」，可增進肺部的氣體交換功能，增加血液含氧量，讓大腦和器官得到充分的氧氣供應，進而清除腦部的瘀血現象、振奮神經系統的機能。

經由本節前俯後仰的動作，能鍛鍊腰、腹、肩、背等部位。有神經衰弱、失眠、暈眩、慢性支氣管炎等症狀或經常傷風感冒及長期伏案工作之腦力工作者，可多練此節功法。

【練功功效】

❶成立正姿勢站立（圖1）。左腳順腳尖方向跨出一大步，成左弓步。

❷左手掌心向上，置於左膝上，右手合於左手上，手指鬆直，頭頸、腰、背均自然放鬆（圖2）。

【練功動作】

❶收腹提氣，右手用內勁沿左臂內側向上提至左肩，再經胸前至右肩上，同時用鼻吸氣（圖3）。

❷接著，右手用內勁再沿原路下搓復原，同時用口呼氣有聲。

❸上提下搓各一次為一遍，做完9遍後，換右腳在前，再做9遍，然後恢復直立。

【練功要求】

上提時上身隨勢向側轉動、擴胸，手盡量上提至肩上，前腿隨勢伸直，後腿略屈。下搓後，上身和兩腿隨之恢復原勢。上下搓動時兩腳均不得移動。

一提一搓走內勁，氣貫五指。呼吸要「細、勻、深、長」。

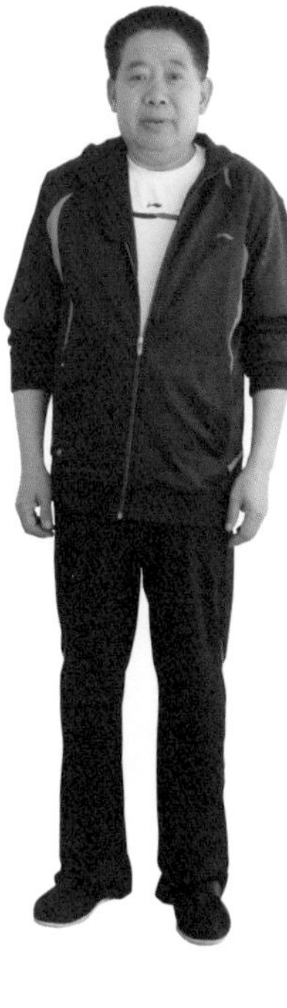
1

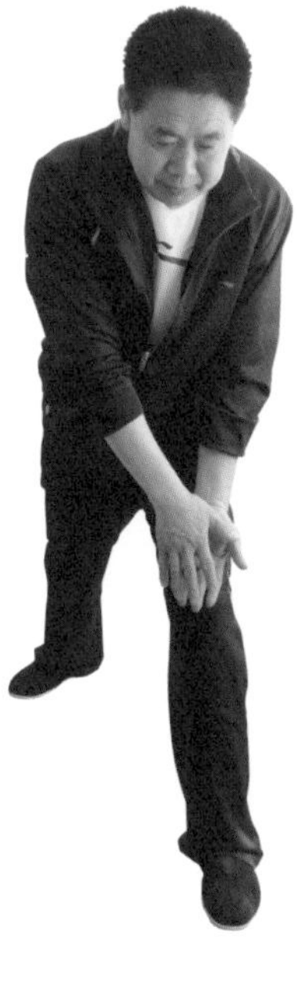
2

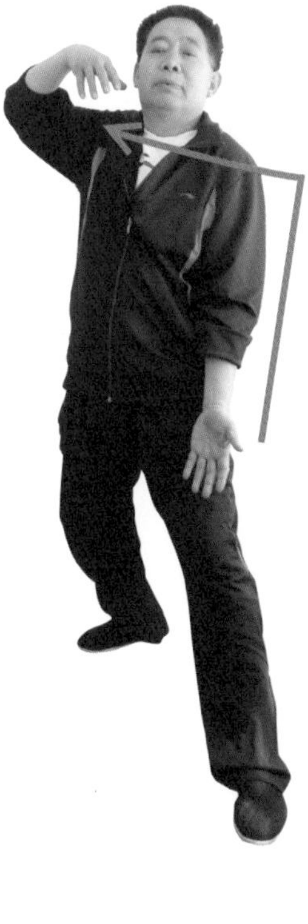
3

練功口訣

一提一搓走內勁，深細勻長當記詳；
疾病可防身體健，吐故納新元氣壯。

保庇豆知識

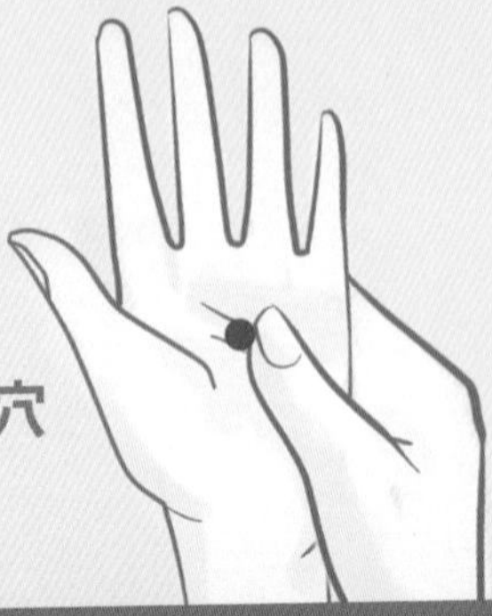

勞宮穴

手三陰脈

手三陰脈是肺、心、心包絡等三經脈，個人認為非常複雜！所以若要大家熟記，實在有點強人所難！現階段大家只要牢記勞宮穴的位置即可！

另外在進行「搓草繩」這招時要特別注意氣感！這是一種妙不可言的奇特感覺！

您可以把左手臂抬起，與腰齊高，手掌向上，用右手的勞宮穴在左手臂上來回移動，您就可以體會到氣的存在！

注意事項

- 兩手相合後，通常要等待有溫、熱、麻之氣感之後再行下一步動作；上手上提時，下手可以順勢向上滑動；上提、下搓手時，應靠近身體。
- 上提手不得通過心臟處，下搓手依原路線退回，並應注意隨著上手的搓、提，隨時體會下手的氣感狀況。
- 習練此動作的人應該熟記「手三陰脈」的位置及走向，如此才能提高疏通手三陰的功效。

烏牛擺頭（曲丹田）

鍛鍊肌肉韌帶

練功小叮嚀

這招「烏牛擺頭」是一種女性防身術，女性朋友一定要學好此招式！但是此招式也並非單純防身，因為此招可以調理任脈，任脈又稱「陰脈之海」，凡女生的生理活動都跟任脈有關，所以月經不順之類的婦女問題，練習此招都會有幫助！

可惜的是：此招是高血壓與心臟病患者絕對不能練習的招式。

《練功功效》

本動作以較大幅度的左右側彎運動，不僅可以加強腰腹、背部、脊柱、肌肉韌帶的鍛鍊，甚至還可以調理任脈！

因為「腰為腎之府」、「腎主腰腿」，所以本動作有外健腰腿、內固肝腎之功，也屬武術防護技擊法之一，**尤其適合女性防身之用！**

預備姿勢

❶直立。左腳向左側橫跨一大步，重心在兩腿之間，目視前方。

❷右手在上、掌心向下，左手在下、掌心朝上。

❸兩手在神闕穴前10公分處成抱球狀，兩手沿任脈分別上至膻中、下至會陰，拉壓二至三次（圖1）。

練功動作

❶屈右膝、左腿蹬直、重心右移，同時上身向右側下傾至最大限度、吐氣。

❷吐氣的同時右手成「反關節」向上畫弧至腮，左手心向下護襠（圖2）。

❸隨後立直身體，同時吸氣。

❹屈左膝，右腿蹬直，重心左移，上身向左側下傾至最大限度，吐氣。

❺吐氣的同時左手成「反關節」向上畫弧至腮，右手心向下護襠（圖3）。

❻如此左右交替各做9次後恢復直立。

練功要求

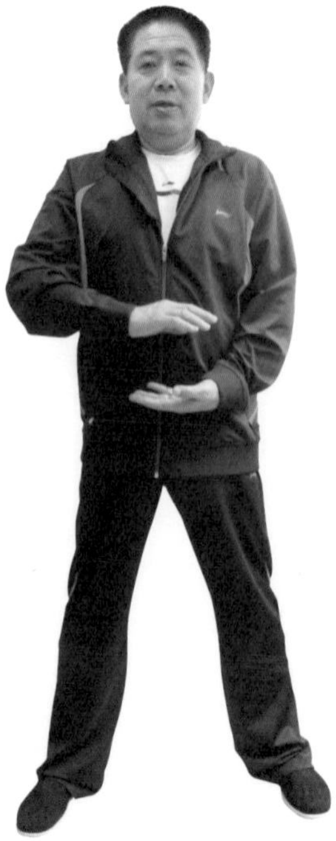

1

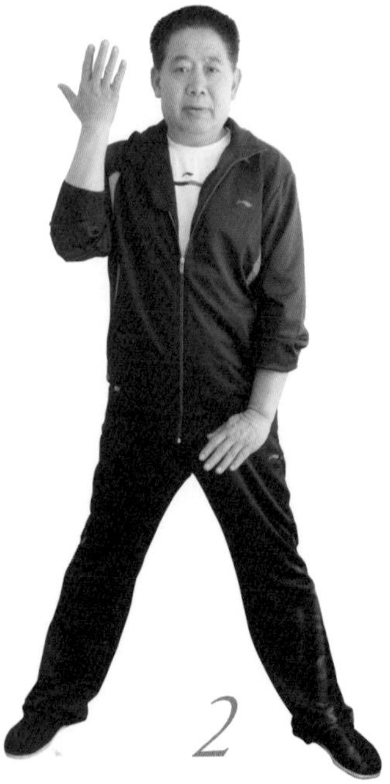

2

上身側曲時，不要前俯後仰！您的頭頸、軀幹和腿必須呈現「拱形」曲線。

目視前方。立直身體的時候用鼻吸氣，側曲時則用口呼氣。

【練功口訣】

烏牛擺頭幅度大，心血管病莫練它；
速度快慢量力為，內健肝腎外腰胯。

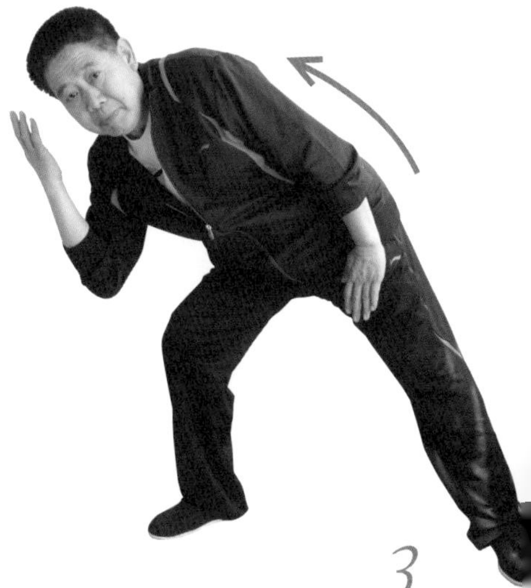

3

保庇豆知識

自然呼吸法

「自然呼吸法」顧名思義就是一種非常自然的呼吸方式，首先您要閉上雙眼、全身肌肉放鬆、然後用鼻子吸氣，感覺空氣從鼻經過，慢慢來到腹部，直到感覺腹部微微隆起時，再用鼻子緩緩把氣吐掉。這種呼吸方式沒有想像中那麼難，不過在靜坐時練習，比較容易成功！

注意事項

- 橫跨一大步，腳成八字，抱球待有氣感時，再做拉壓動作會有較佳效果！
- 側身傾倒時呼氣，回身直立時吸氣，側身、直立的動作要節奏分明，不可拖泥帶水。腰側彎如拱橋，頭能低於膝為最佳，切忌前彎腰或塌腰。
- 做此動作切忌不可過多或過急，否則可能頭暈不適，如出現以上症狀，應立即停止，就地休息。
- 本節動作對脊、椎、腹、腎的鍛鍊十分有幫助！練習關鍵是動作到位，初學者或腰痛患者可先學習自然呼吸法，再學習此動作。
- 高血壓、心臟病患者禁做本節動作，病況輕微者依勢比畫即可。

磨豆腐（摩丹田）

關節靈活、神清目明

練功小叮嚀

這招「磨豆腐」是熱身功法最後一招，練成這招之後，您會感覺通體舒暢。如果大家在練習此招時，能夠選擇一個空氣新鮮的地方練習，那就最好也不過了！

〈練功功效〉

本節動作有啟動帶脈、平肝順氣和平衡陰陽的功效。它**也是練成「外氣內收」、「內氣外放」的基礎功**。本節動作可單獨在花木叢中或空氣清新之地反覆練習，持之以恆者，必將受益無窮！

如果將以上**九節熱身功法做完後，全身會微微出汗**，掌心會有不同程度的脹、麻、冷、熱之感，周身筋骨柔軟、關節靈活、神清目明，此為氣機暢通之徵。

〈預備姿勢〉

❶立正姿勢。右腳向前跨出一步，成右前弓步。

❷右手掌心朝下，五指鬆直，置於右胯前10公分處。

❸左手手心朝下與腰齊平，頭頸正直，目視右手「外勞宮」（圖1）。

【練功動作】

❶右手向左→向前→向右→向後成推磨狀，水平畫圓至右胯前（圖2）。

❷腰隨勢轉動，先向外轉再向內轉，各畫圓9次後恢復直立。

❸換手、換腳後先向外再向內各畫圓9次（圖3），然後恢復直立。

【練功要求】

全身放鬆，動作要緩慢、呼吸要自然。畫圓要平穩，手平帶脈，目視「外勞宮」。

【練功口訣】

弓步旋膝來推磨，輕鬆緩慢得氣多；
啟運帶脈作用大，平肝順氣益於我。

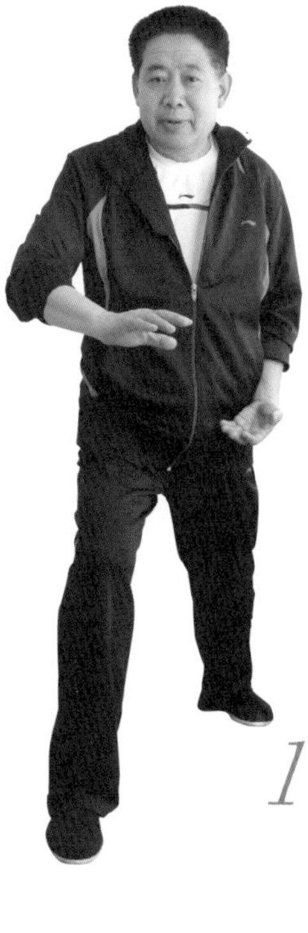
1

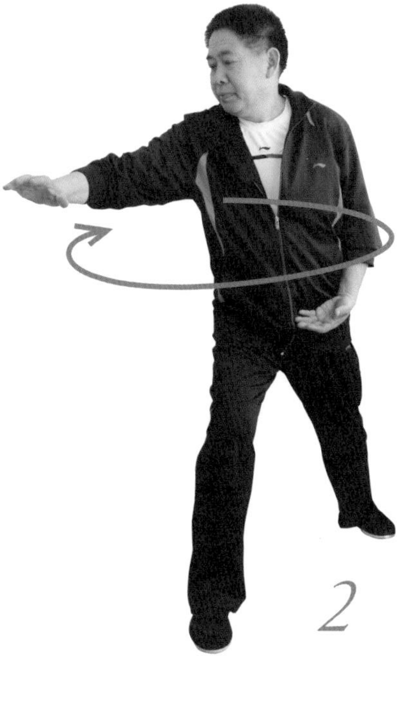
2

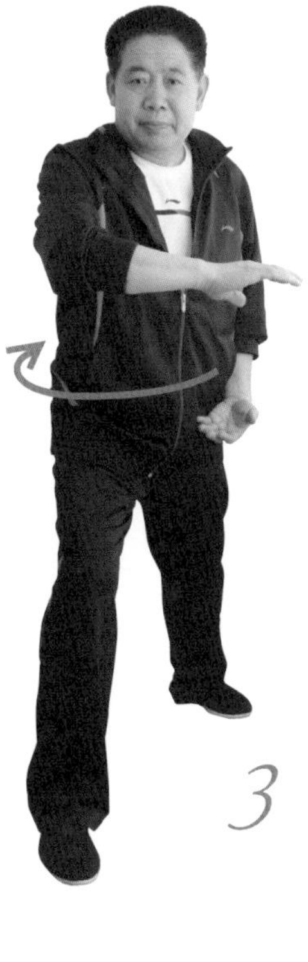
3

保庇豆知識

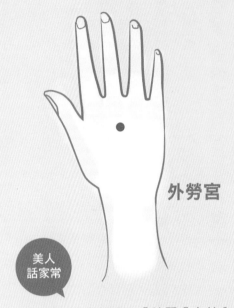

外勞宮

美人話家常

我的朋友經常問我：「練習『少林內勁一指禪』時要穿什麼衣服比較適合？」。為此，我請教了高從文大師，他說都可以！不過天氣冷的時候，應該要暖身之後，才能脫去外衣練習。收功後之後一定要馬上穿回外衣。
無論天冷、天熱，您都以練到微微發汗為原則，切忌長時間大汗淋漓地練功！

外勞宮

之前在《扁擔》這招，當手心向上時，您要盯著或瞪著自己的勞宮穴來看。不過如果當招式是手心向下的時候，您就要看那裡呢？答案是「外勞宮」。
不過《磨豆腐》這招雖然眼睛要看著「外勞宮」，但卻又要似看非看，果然是武林高手的特殊技法，大家一定要學起來！外勞宮的位置正好與勞宮穴相反，在手背正中央，約在手背側第二、三掌骨之間，掌指關節後 0.5 寸之處。對於練功的人而言，外勞宮是人體非常容易著涼的地方，如果您的孩子有輕微感冒，也可以幫孩子按摩外勞宮一百下。

注意事項

- 本節具收功整理之功能，練習時強調呼吸自然、動作平穩諧和，有外氣內收的功效。
- 做此動作時必須手平腰際、圈要平圓，內外圈換手時應走弧線，切忌走折線。以足尖為圓心，手到身前時盡量收腹；手足六大關節均應隨勢畫圓，動作渾然一體、一氣呵成！
- 目視外勞宮穴位時應似看非看，用心體會手之氣感，動作強調「協調」，時時注意收腹。
- 若九節熱身法練完後不再做其他功法，則應進行「收功」。

收功（壓氣—雷聲）

內練一口氣

練功小叮嚀

「收功」是我們經常在電影上看到的名詞，尤其是周星馳特別喜歡說這句。不過這兩個字並不是無釐頭的台詞，而是非常重要的動作。我們練習任何功夫，在結束之前一定要收功！

高從文大師大概跟我講了八百多次的「練功不收功、到頭一場空！」，可見「收功」的重要性，真的是一套不學不可的招式！接下來這套「收功」招式非常可愛！居然還要大喊一聲「咦」、露出大顯神威的表情才能順利收功呢！總之，大家一定要好好學習收功，切記～切記～

練功功效

虎有抖毛之威，每次練功完畢，大喊一聲「咦」！不僅表示練功完畢還有餘力，還能振奮精神、呈現先聲奪人之勢。**此一收功動作更重要目的是震撼你的五臟六腑，防止體內出現氣阻、氣塞，避免練功出偏差**。同時，這也是「內練一口氣」的道理。

【練功動作】

❶做完全套熱身法後，左腳向左前方跨出一步，伸出左手，手心朝上，在揮右臂用手猛擊左手的同時，收腹提氣，發出一聲短促有力的「咦」字聲（圖1）。

❷隨即全身用勁，兩腳用力抓地，後腿猛蹬起，瞪眼，直頸，大有怒髮衝冠、排山倒海之勢，表現出一股神威。

【練功要求】

❶收功是練功最重要的動作，這就是所謂「練功不收功、到頭一場空！」的道理！您一定要將收功視為全套功法不可或缺的重要部分，再忙都要做！一定要認真練習這個動作。

❷高血壓患者在做「導氣」動作時，雙手不可高過頭部且快起慢下，但低血壓患者則相反。

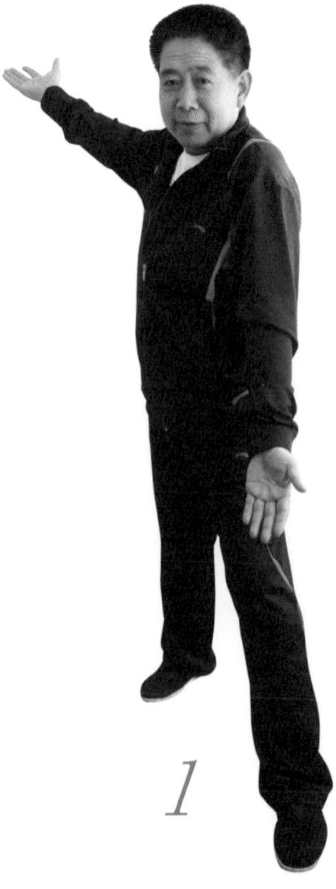

1

保庇豆知識

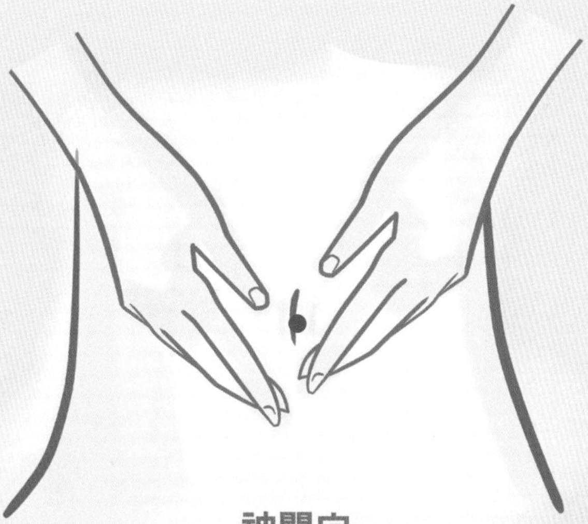

神闕穴

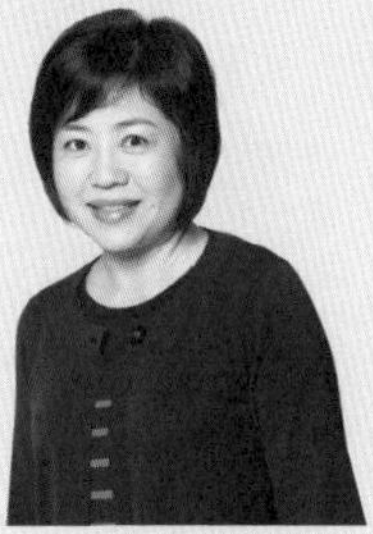

美人話家常

想必很多朋友聽過「氣衝病灶」這個名詞！因為氣衝擊末梢神經之故，所以我們在練功過程，身上也許會出現癢、涼、熱、脹、痠、痛的感覺，而且原本不舒服之處會更加不舒服。通常這就是大家放棄練功的最佳藉口，不過遇上「氣衝病灶」時千萬不要驚慌！因為只要持之以恆地多練幾次，這種不舒服自然就會消失！

神闕穴

如果您在夜深人靜的時候練功，沒辦法豪邁地大喊那聲「咦」、嚇壞家人鄰居！這時該怎麼辦呢？為此我特別請教高從文大師，他說也可以不喊出來聲音，只要兩手捂住神闕穴，也可以順利達成收功的功效。

神闕穴的位置就在肚臍上，所以又名「臍中穴」。神闕穴是人體生命最關鍵的隱密穴道，是人體的長壽大穴。

熱身法練功總結

● 熱身法不僅是習練「少林內勁一指禪」氣功的準備動作，更是具有強大醫療保健效果的功法，具有「活利關節、疏筋活血、按摩內臟、平衡陰陽」的作用，習練時牢記這四句話，時時對應體會，可提高練功成效！

● 熱身法是一門以脊柱（包括頸椎、胸椎、腰椎和尾椎）為軸的全面性肢體活動。現代醫學證明：脊椎的異位與復位和身體疾痛的形成、康復有著十分密切的關係。在習練熱身法中有關腰的活動時，一定要準確到位、圓潤協調，講究柔中帶剛的勁道。

● 熱身法1～3節為準備動作，4～8節為主要功法，第9節為整理調和功法。練功時全套習練最佳，但也可依個人體能或病痛狀況選擇部分習練，但是請您切記，不論您是部分練或全套練，一定要練後收功。

● 因身體有患疾而暫時不宜習練的動作，可降低力道、

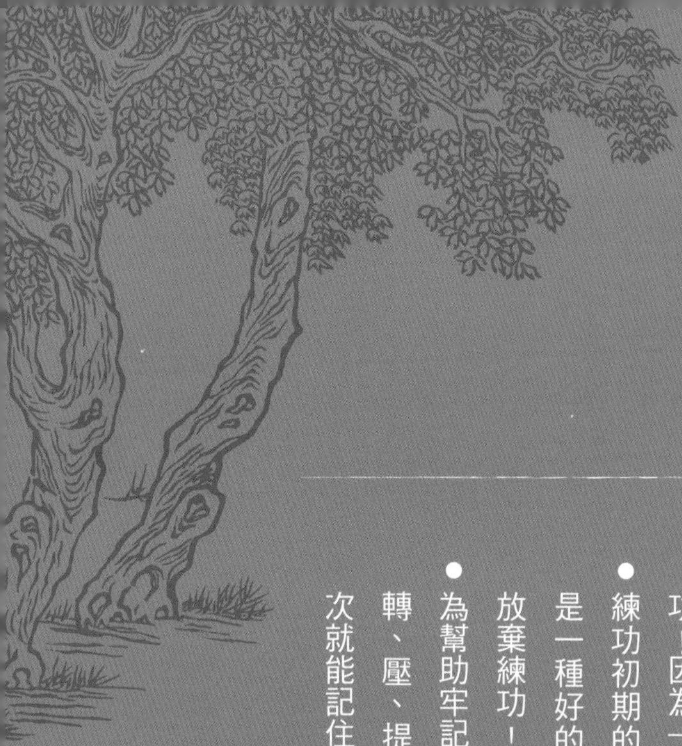

減少難度、或比畫樣子皆可！等您病痛痊癒之後再正式習練。

- 熱身法的活動能量較大，宜分節練習。初習者動作宜慢，要求步步準確到位。難度較大的第二、三節可先擱置，先練其他章節，全部熟練後再組合起來依序練功，分開練習並不會破壞熱身法的完整性，但不管練部分或練全部，還是那句老話：練完後一定要記得收功！因為「練功不收功、到頭一場空！」
- 練功初期的不舒服症狀都算是一種「退病」現象，這是一種好的反應，一定要堅持度過，不可遇難即退，放棄練功！
- 為幫助牢記熱身法各節名稱及順序，可背誦「搖、摩、轉、壓、提，拉、搓、曲、摩、收」的口訣，多念幾次就能記住！

中級篇

站樁、扳指、動功、坐功、臥功

馬步站樁

馬步站樁是門築基功，看似靜止不動，但卻蘊藏巨大能量，可改善心臟氣血供應、重開生命之門。樹木屹立於地，不移不動，卻能生生不已、不斷成長壯大，成為巨木，這就是大自然給我們的最佳啟示。

二千多年前《黃帝內經—素問篇》即有「提挈天地、把握陰陽、呼吸精氣、獨立守神」之說，而「獨立守神」正是站樁的原始方法。

站樁易學好練，副作用極少。而站樁的時候並不要求入靜和意守，更不用刻意調整呼吸，不論室內室外，只要光線充足、空氣流動新鮮的地方，您都可以立即蹲下、擺好馬步站樁式，保持自然呼吸，全身鬆而不懈、緊而不僵，如樹挺立即可！

透過站樁的特殊姿勢，您的身體可增加抵抗力，讓自我保護的機能得到調節，特別是兩腿的血液通過皮部形成側肢循環（微循環），讓循環血流大幅增加，肌肉裡的毛細血管也大量開放，這些改善，從您練馬步站樁的時候，手腳的麻脹感便可以證實其功效。

從中醫的觀點來看，「通則不痛、不通則痛。氣運則血通、氣血通則經絡通！」，經由馬步站樁的練習，您可以將蘊藏在人體內的能量動起來，抵抗邪氣入侵、增加免疫力，達到「固本培元」的功效。

扳指（趾）

扳指（趾）法是少林內勁一指禪氣功的獨門功法，以扳動手指的方式來維護身體健康，具有健身袪病的強大功效，是少林內勁一指禪的關鍵功法。

手指是人的第二頭腦，手指的活動與大腦百分之六十的表面積有關聯，藉著手指的活動，可增加腦部血液流量和促進新陳代謝。我從1985年開始潛心研究扳指法及親身實踐，發現扳指（趾）法不但能讓我精神抖擻、精氣神旺盛，還有診病、治病、防病的神奇功效，實在是不可思議！

動功

動功又稱「內勁站樁功」，它是在馬步站樁的基礎上鍛鍊的樁勢，強調的是動作姿勢的準確，並講究以勢運氣、以氣助力、以力帶氣，進而達到「氣血併煉、表裡同修」的效果，使氣、力倍增，暢通全身經絡、陰陽平衡、氣血調和。練動功的主要目的在訓練能量的貯存及釋放，強化「外氣內收」、「內氣外放」的能力。

收勢

「收勢」也可稱為「收功」，是本功法的最重要的章節。練完功不收功有如種稻不收割，買賣不收錢，都是白忙一場！這是所謂「練功不收功、到頭一場空」的道理。

收功有許多種方法，但目的都相同。少林內勁一指禪的收勢由導氣與壓氣（雷聲）兩部分組成，其作用及動作說明如下。

坐功

坐功的功用類似於「馬步站樁」，適合體弱不宜久站者練習。久練可以疏通經脈，打開勞宮穴，可以養氣健身，調和氣血、平衡陰陽，也可為「內氣外放」打下基礎，最主要的功效在於「養氣」。

臥功

臥功適合年老體衰、氣血均弱者練習，也可幫助失眠患者改善睡眠品質。

中級篇
1

馬步站樁

氣血調和，陰陽平衡

練功小叮嚀

馬步站樁是「少林內勁一指禪」最基礎的功夫，其實光把這招練好，就已經綽綽有餘！但是如果您還想繼續練習其他招式，也非得要把「馬步站樁」這招練好才行！

〖練功功效〗

馬步站樁是少林內勁一指禪的築基功。它透過特定的框架，可加速經氣運行，**使周身經絡暢通，氣血調和，陰陽平衡**。

〖預備姿勢〗

❶人體直立，全身放鬆，兩眼目視前方，嘴微閉，兩腳分開與肩同寬。

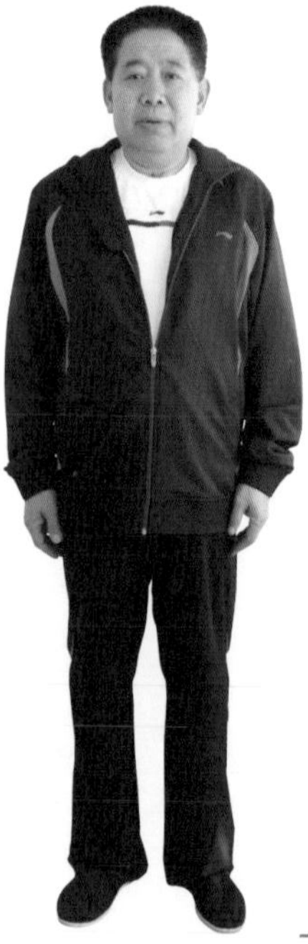

1

❷兩腳尖在同一條線上，腳尖內扣10度成內八字。

❸兩臂自然下垂，掌心向內，呼吸自然，靜立約1分鐘（圖1）。

【起勢】

❶掌心相對，以上臂帶動前臂，由體側緩緩前抬至與肩平，略停（圖2）。

❷翻掌向上，十指相對，屈肘收手，緩慢內收至天突穴，兩掌指相距5公分，略停後經腰間帶脈處向後、向外，再向前畫弧（圖3）。

❸翻掌向下，兩臂略收回，置於體前，同時屈膝下蹲成馬步站樁式（圖4）。

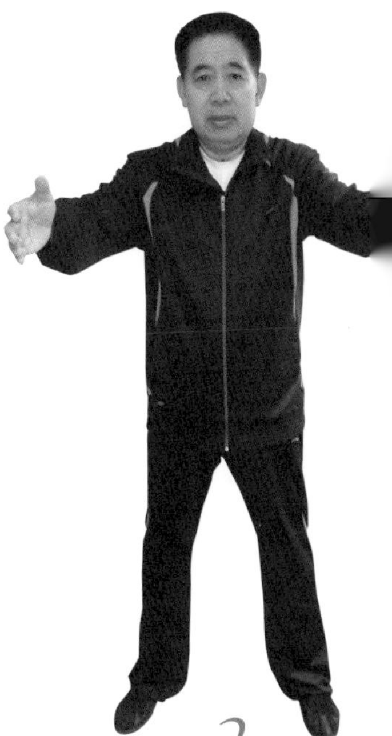
2

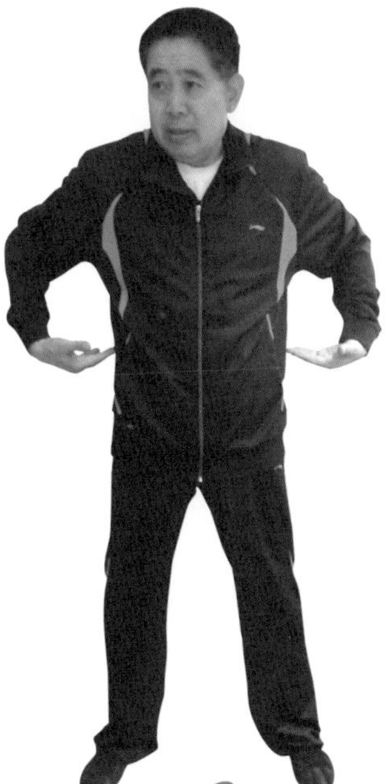
3

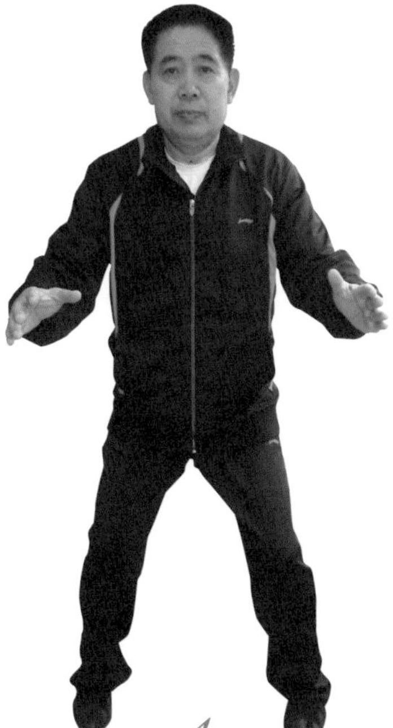
4

【站樁要領】

- 兩腳與肩同寬、腳尖內扣約10度成八字形。
- 十趾抓地，但不要過分用力。
- 屈膝下蹲，膝不超過腳尖。
- 收腹、提肛、圓襠、鬆腰、鬆胯。
- 含胸拔背。
- 虛領頂頸。
- 舌舐上顎
- 目視前方。
- 鼻尖與肚臍的連線垂直於地面。
- 百會穴與會陰穴的連線垂直於地面。
- 虛腋、沉肩墜肘。
- 小臂與地面平行，兩小臂互相平行。
- 中指與小指成一直線。
- 手掌成瓦狀。
- 手指成梯形，拇指和食指成鴨嘴形。
- 上虛下實，面帶微笑，自然呼吸。
- 三個不要及一個強調：不要入靜、不要意守、不要混入其他功法概念，強調動作、姿勢要準確到位。
- 三個穩：起式穩、站穩、收功穩。

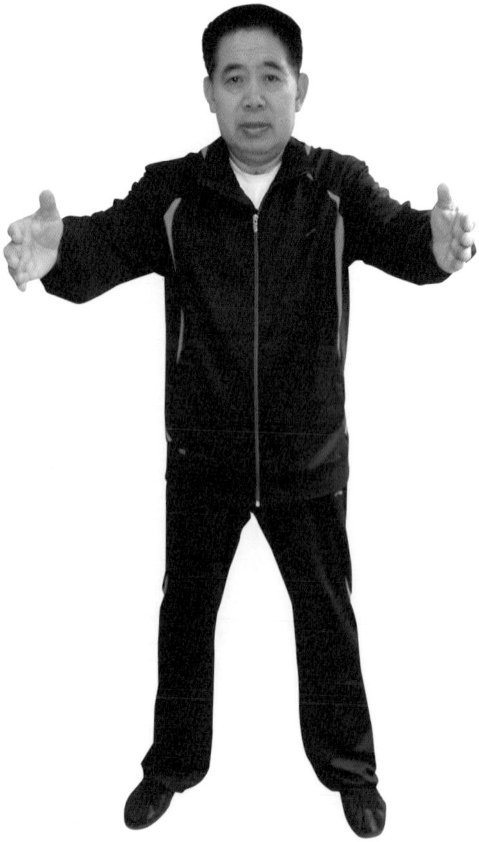

保庇豆知識

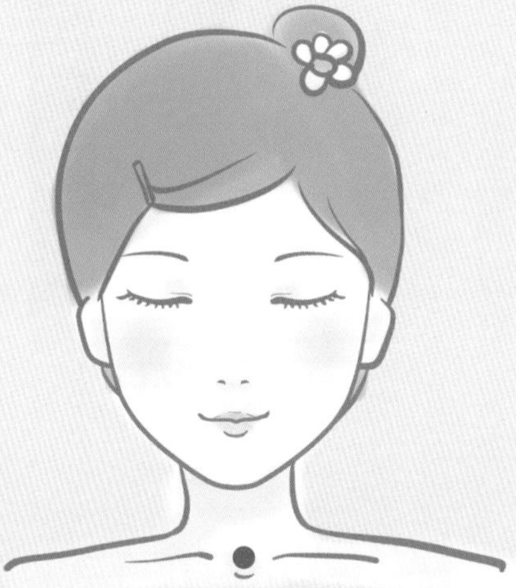

天突穴

天突穴

既然本篇文章提到了天突穴，那我就來為大家介紹天突穴吧！天突穴是任脈上的主要穴道，位於胸骨上凹窩的正中央（兩鎖骨中間）。

最近十幾年，中醫生都認為天突穴與合谷穴才是止咳化痰的最佳穴位（以前都認為是豐隆穴）。如果您有咳嗽不已的困擾，又沒空去看醫生，或許您可以試著用食指由上往下按摩天突穴約兩分鐘，或是熱敷天突穴也是不錯的建議。

美人話家常

到底練功時能不能說話？對於我這種非常愛講話的人而言，真的是非常困擾的問題。高從文大師也特別解答我的困惑。他說練功其實可以講話，但是千萬別沒話找話，看來我們還是乖乖地閉嘴、好好練功吧？

注意事項

- 每次站椿的時間不宜少於30分鐘。初學者可由短到長，循序漸進。
- 馬步站椿的動作簡易，但對姿勢準確度的要求非常嚴格，一定要做到三個穩的要求，初學時如能兩人相對同練，互相檢查糾正其動作，或對著鏡子站椿，會有較佳效果！
- 站椿時雖可隨意說話，但那是為了讓練習者放鬆的做法，但是您不必沒話找話、刻意聊天，如果您能在站椿時靜思功理或聽他人講解練功法門會較有幫助！

扳指（趾）

祛除百病、增強體力

練功小叮嚀

老實說，對我而言，扳指法是「少林內勁一指禪」最玄妙的一套功夫，其玄妙之處就是那個大家猜了一千年也猜不出來的魔術數字「24153」。

且讓我先為大家破解「24153」的奧妙，1是大拇指、2是食指、3是中指、4是無名指、5就是小指。

接下來就從高從文大師來為我們傳授「24153」之奧妙之處，如果您好好練習「24153」這套功夫三個月以上，也許您就可以成為一位氣功師夫了！

【練功功效】

扳指（趾）法，既是本功法的一大特色，也是本功法的關鍵所在。

【預備姿勢】

❶練功中，當我們在馬步站樁10～20分鐘後，按照「2、4、1、5、3」的順序（圖1～5），有規律地扳動手指（同時也儘可

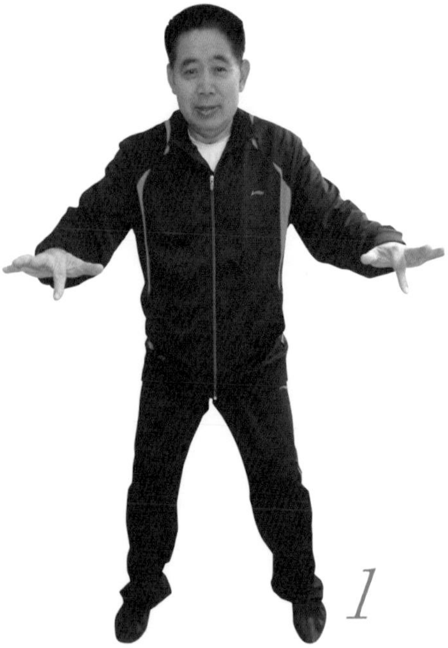

1

能地隨之按壓相應的腳趾）時，體內會出現溫煦之感，手上的「氣感」亦隨之增強。

❷有的人還會出現隨著指（趾）的扳動，身體不自主地前俯後仰的微動，甚至劇烈地震動，並感到有一股熱流在體內循環，周流不息。

❸堅持練功3～6個月者，不僅能很快地祛除疾病，體力大增，而且會變得思維敏捷，精力充沛，全身好像有使不完的勁，其功力可達到一般「內氣外放」氣功師的水準。

【起勢】

❶繼馬步站樁10～20分鐘後開始扳指。

❷扳指順序：1、食指；2、無名指；3、拇指，4、小指；5、中指。（依指序為2、4、1、5、3）

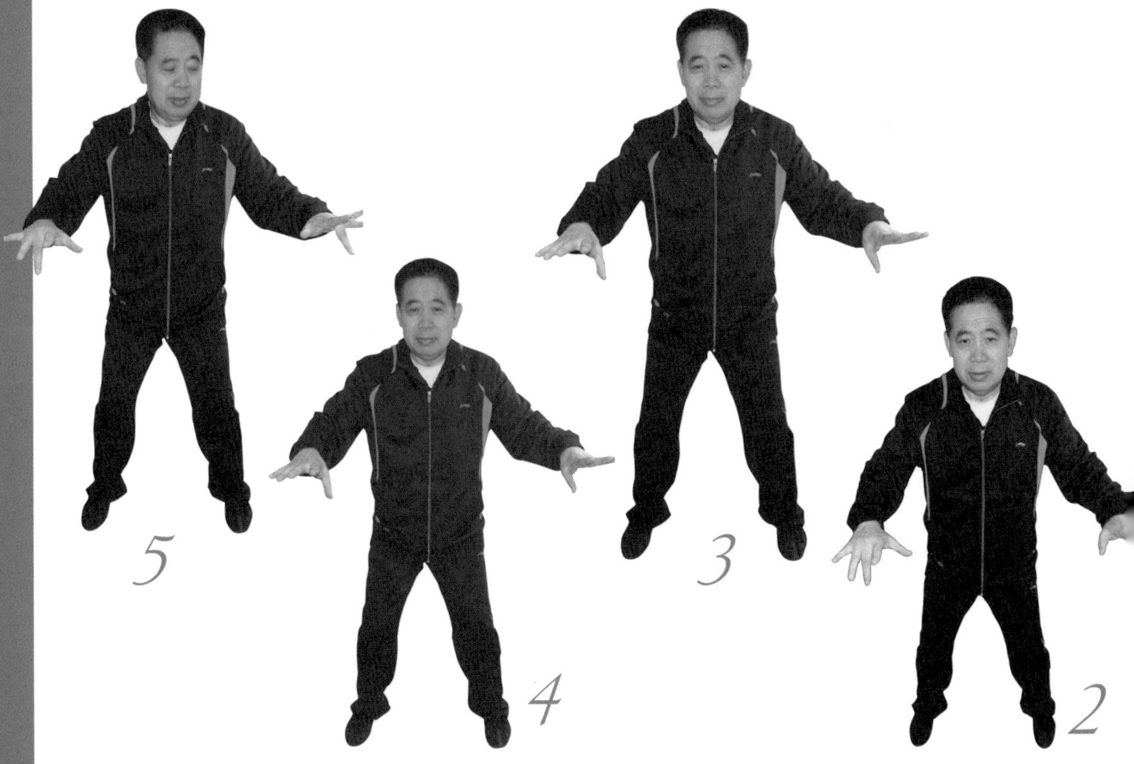

扳指順序：2 食指→ 4 無名指→ 1 拇指→ 5 小指→ 3 中指

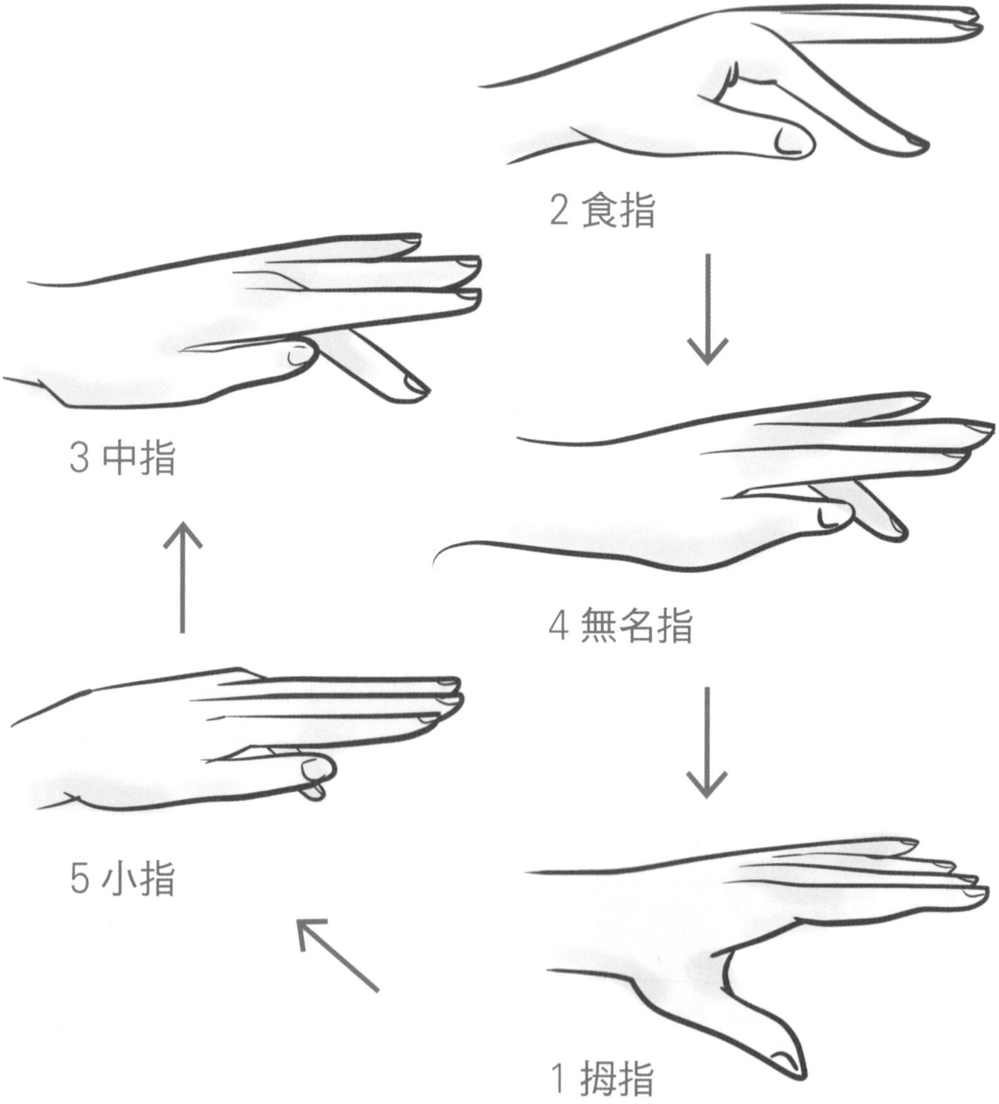

扳指要領

● 兩手放平，掌心朝下，手指放鬆伸直（此時腳趾也同時放鬆），屈食指掌指關節（指間關節伸直），慢慢地壓下食指；停頓1～5分鐘後，食指慢慢抬至略高於原位後復原。

● 停1～2秒鐘後，再用此方法依次扳動各指（圖1～5）。

● 五指均扳過一次為一遍，如有時間，可連續扳3遍或5遍，再繼續馬步站樁5分鐘左右，即可做收勢收功，或做後面的動功。

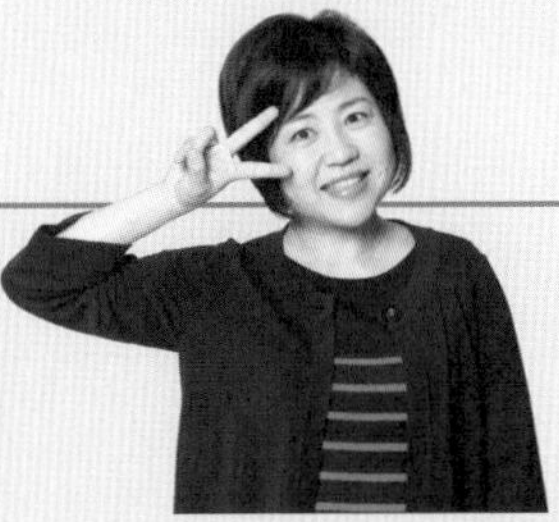

美人話家常

扳指法的玄妙之處，除了大家猜了一千年來也猜不出來的魔術數字「24153」之外。更妙的是：每種不同的症狀都有不同的扳指指法，所以接下來這張表單，您一定要影印起來，貼在家裡的冰箱上。因為實在是太重要了！

注意事項

● 指的順序絕對要正確，不可多扳或漏扳！
● 手指壓下和扳起的速度要緩慢，以免發生意外。扳指一遍約1～2分鐘，初學者寧長勿短，以利氣機啟動。
● 扳指時應注意站樁姿勢保持不變，特別注意手臂要平行於地面。
● 由於手足相連、同氣相通，扳指時要儘可能地同時扳動相應的腳趾。但由於扳動特定足趾有其難度，可將五趾同時扳下，加意念於應扳動之趾即可。
● 如您發現有頭暈現象，千萬不必害怕，做收勢後休息片刻，喝點熱茶即可消失。
● 扳指前應先熟悉手指、腳趾與相關經絡的名稱、位置及走向。

治百病扳指法

于美人千交代萬交代、一定要貼在冰箱上！

心臟病	無名指一次、中指三次、小指二次、中指與小指同時扳下一次。
高血壓	無名指一次、中指一次、無名指一次、小指二次、無名指與小指同時扳下一次。
腦血栓	大拇指二次、無名指一次、食指一次、小指一次、大拇指與小指同時扳下一次。
外傷性截癱	大拇指一次、中指一次、食指與無名指同時扳下一次、食指與小指同時扳下一次、中指與小指同時扳下一次。
風濕性關節炎	食指與無名指同時扳下一次、中指一次、大拇指與小指同時扳下一次、中指與無名指同時扳下三次、無名指一次。

肺病	大拇指三次、無名指一次、食指一次、大拇指與小指同時扳下二次。
腸胃病	食指三次、無名指二次、中指一次、食指與無名指同時扳下一次。
腎炎	無名指一次、食指一次、中指一次、中指與無名指同時扳下三次、無名指與小指同時扳下一次。
肝炎	無名指一次、中指一次、小指一次。
失眠	中指二次、無名指二次、小指二次、無名指與小指同時扳下一次。
癌症	中指一次、食指一次、無名指一次、無名指與小指同時扳下一次、大拇指與小指同時扳下一次。
精神分裂 精神官能症	中指一次、食指二次、小指一次、食指與小指同時扳下三次。

請沿虛線剪下

治百病扳指法

心臟病	無名指一次、中指三次、小指二次、中指與小指同時扳下一次。
高血壓	無名指一次、中指一次、無名指一次、小指二次、無名指與小指同時扳下一次。
腦血栓	大拇指二次、無名指一次、食指一次、小指一次、大拇指與小指同時扳下一次。
外傷性截癱	大拇指一次、中指一次、食指與無名指同時扳下一次、食指與小指同時扳下一次、中指與小指同時扳下一次。
風濕性關節炎	食指與無名指同時扳下一次、中指一次、大拇指與小指同時扳下一次、中指與無名指同時扳下三次、無名指一次。

請沿虛線剪下

肺病	大拇指三次、無名指一次、食指一次、大拇指與小指同時扳下二次。
腸胃病	食指三次、無名指二次、中指一次、食指與無名指同時扳下一次。
腎炎	無名指一次、食指一次、中指一次、中指與無名指同時扳下三次、無名指與小指同時扳下一次。
肝炎	無名指一次、中指一次、小指一次。
失眠	中指二次、無名指二次、小指二次、無名指與小指同時扳下一次。
癌症	中指一次、食指一次、無名指一次、無名指與小指同時扳下一次、大拇指與小指同時扳下一次。
精神分裂 精神官能症	中指一次、食指二次、小指一次、食指與小指同時扳下三次。

扳指法的功理好處

經絡是人體氣血運行的通路，具有聯絡腑臟、溝通表裡、運行真氣、抵禦外邪、保衛機體之生理功能，但同時也是外邪、疾病傳變之路。

在正常的人體中，由先天精氣、水穀精微和吸入之氣合和而成的真氣在經絡中運行不息，形成「經氣」。「經氣」於每日寅時（3～5時）從手太陰肺經始發，至丑時（1～3時）返歸足厥陰肝，周而復始，形成中醫學中每日流行十二經之「子午流注」。當真氣充盈、在經絡中運行通暢，使各臟腑相安、營衛堅牢、五行相剋有度，身體健泰。反之，當人體氣血不通，經絡阻塞時，外邪即乘虛而入，使人致病。

病邪循經傳變，一般是由表至裡。具體的經絡路線是：**太陽↓陽明↓少陽↓太陰↓少陰↓厥陰**，在某些特殊情況下會出現「越經」的情況。

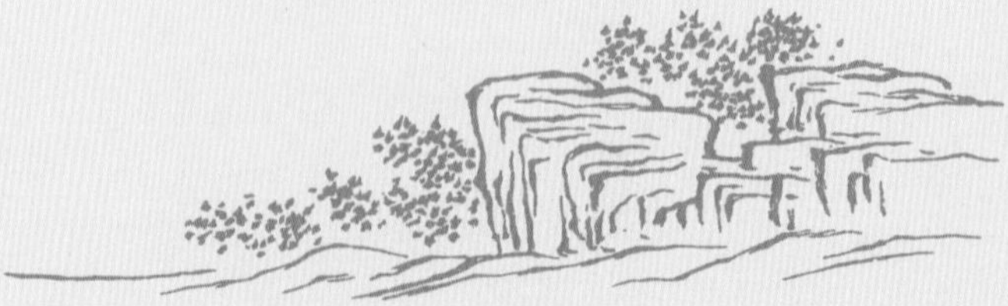

少林內勁一指禪的扳指（趾）法在站樁的基礎上，以扳壓手指與腳趾的妙法，可以暢通經絡、激活真氣、調和氣血、強化臟腑、驅逐病邪。扳指法與病邪傳變之路有密切的關係，扳指順序2、4、1、5、3的規律為：

❶手：陽明（大腸）↓少陽（三焦）↓太陰（肺）↓少陽（心）太陽（小腸）↓厥陽（心包）

❷足：陽明（胃）↓少陽（膽）↓太陰（脾）厥陰（肝）↓少陰（腎）太陽（膀胱）↓總歸中趾

上述扳指（趾）的規律是從陽經到陰經，由表至裡，固表堅裡，進而調節陰陽、孕育生化，達到「陰平陽秘、精神乃治」的妙境。

由於有些經絡同集於一指（趾），扳動時會出現「越經」的現象，如太陽經隨少陰（小拇指）出現在太陰經之後，這種「越經」情況是允許的，因為如果您先扳小指之後再扳食指，就會出現陰經逆於陽經之前的「逆傳」現象，最好盡量避免這種程序。

動功：雙臂攬月

防止心悸

練功小叮嚀

「雙臂攬月」是動功的第一式，如果您很容易心悸，那麼您一定要好好練習此功。如果您能好好練習此功，您的手掌及手指也許會出現非常明顯的氣感，此時您就會覺得自己好像離武林高手的境界更邁進一步！

【練功功效】

透過「勞宮穴」作用於「曲池」和「少海」兩穴，**使兩臂的經氣互相滲透，氣血貫通**，從而加強手三陰、手三陽經脈之氣的運行，並調節其平衡。

【預備姿勢】

繼馬步站樁姿勢。

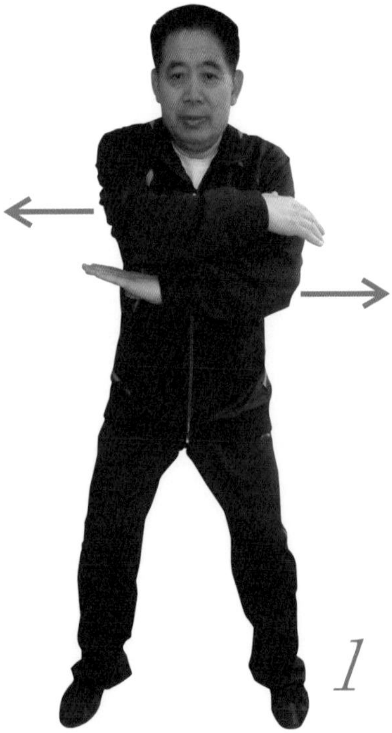

1

【練功動作】

❶屈肘，兩小臂收向胸前，離體約10公分，中指相對。

❷兩臂交錯，右臂在上，左臂在下，相互平行，相距約10公分。掌心朝下，手指成階梯形。

❸右手「勞宮穴」對準左臂的「曲池穴」，左手的「外勞宮」對準右臂的「少海穴」（圖1）。

❹攬月5～10分鐘後手指鬆直，隨即兩臂向兩側同時緩緩拉開，如同大鵬展翅↓此稱為「拉氣」（圖2）。

❺略停1～3秒鐘，然後再沿原路復原↓此稱為「進氣」。反覆做9次。

【練功要求】

千萬不要聳肩縮頸，拇指不得指向胸部。攬月時自然呼吸，拉動時開吸合呼。

拉開後，兩臂不伸直，兩手的「合谷穴」相對。

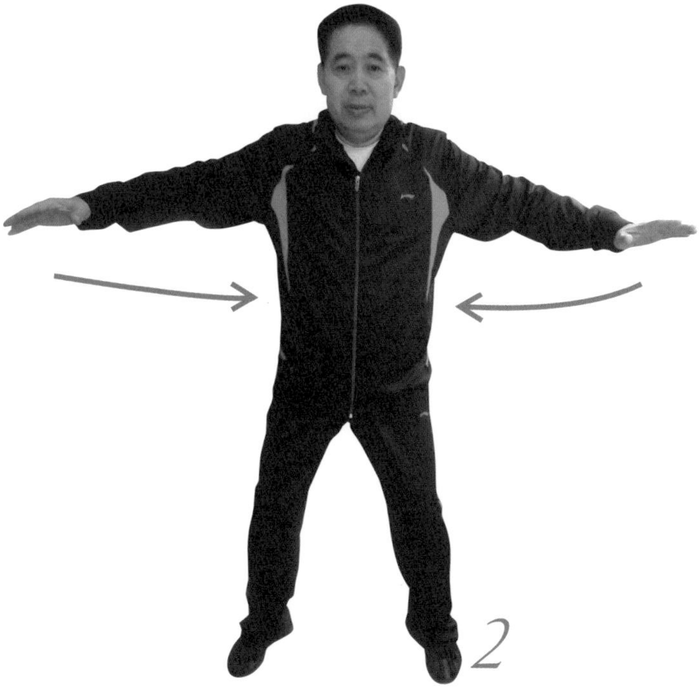

2

保庇豆知識

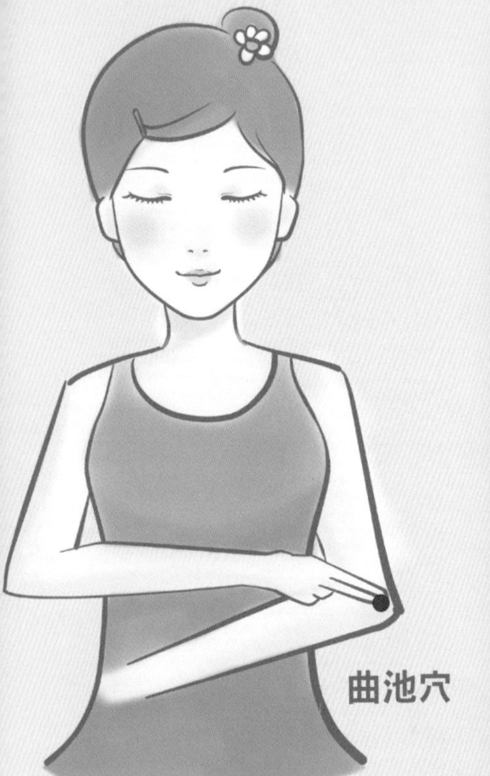

本招式提到五個穴道，其中勞宮穴與外勞宮是本書的常客，一共出現五次以上。接下來介紹另外三個穴道：曲池穴、少海穴、合谷穴。

曲池穴

曲池穴位於手肘，當您將手彎曲成直角，您的肘關節的外側會出現皺紋，曲池穴就位於此皺紋頂端。用手指按壓，從手肘到手腕都會產生酸麻的感覺。按摩曲池穴有清熱作用，故可排毒、美容、防生理痛、還可以減緩高血壓。如果將針灸貼片貼於此，可治療關節酸痛。

注意事項

- 為了掌握動作要領，初練「雙臂攬月」時，「攬月」的時間可以稍微縮短即進行下一動作。
- 雙臂拉開時臂成圓弧，合谷穴相對，在放鬆靜止1～3秒時，手上應有明顯氣感；屈肘雙臂回收、兩手交錯時也應注意氣感狀況。初學者動作可放慢，以利氣之貫通。
- 練習雙臂攬月前，要熟記本節動作要領及功用，在攬月過程中，您可以同時練習上手、下手的移動動作，以上手之內勞宮穴對下手的曲池穴發氣，體會下手的氣感，此時手掌及手指的感覺會比較明顯！

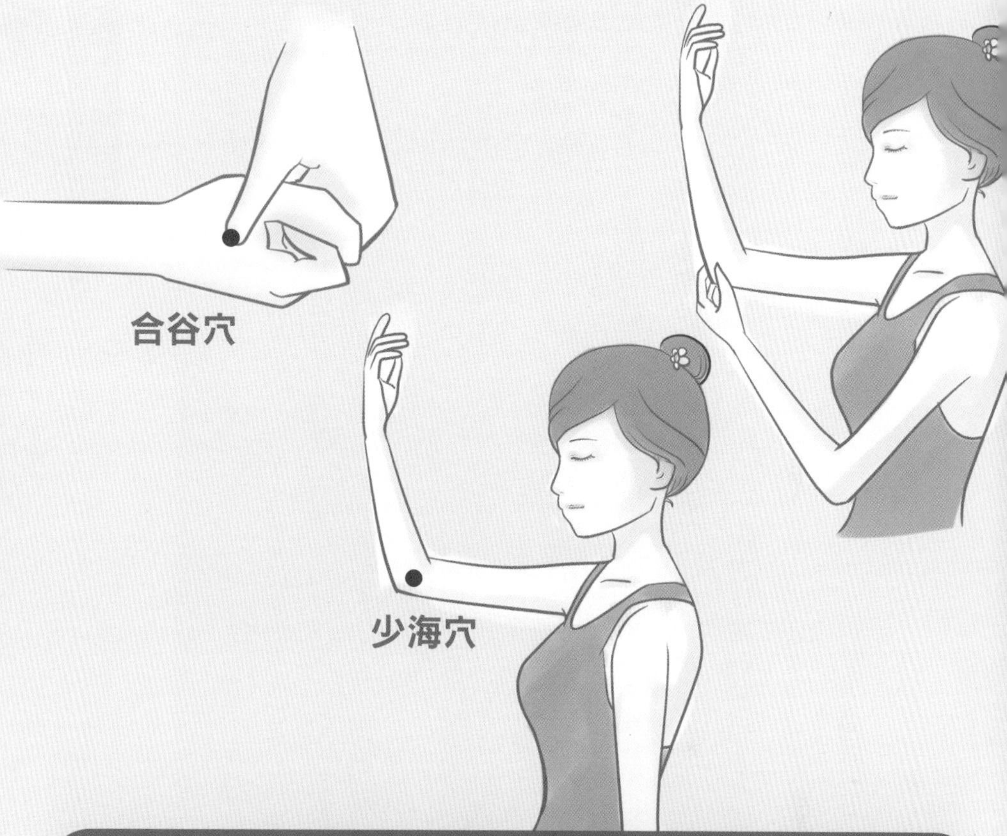

合谷穴

合谷穴則是止痛特效穴道，位於虎口，當您把拇指彎曲、按下虎口時，指尖所指之處。頭痛、牙痛等各種突發性疼痛，只要按摩合谷穴便可減輕疼痛。先用右手按左手的合谷穴，接著換手，各按五分鐘即可見效！

少海穴

少海穴位於手臂內側的肘彎處，右手臂的少海穴通常是治療腰痛的主要穴道，而且可以使用按摩、針灸或敲打等方式，都會有很好的效果！除了對腰痛有幫助之外，按摩少海穴也可以解決女生的痛經困擾。

動功：抱球

泌尿疾病 婦科疾病

練功小叮嚀

經常會口乾舌燥、容易上火的人其實大部分都是因為心和腎的功能發生問題。因為人體的心臟為火、腎臟為水。所謂「心腎相交」，就是「心火」要降下來，「腎水」則需要升上去，所以有種說法叫「唾為腎之液」，如果您的嘴裡口水很少，就代表腎水出問題，所以「抱球」這招式就可以幫上您的大忙！

【練功功效】

兩手「勞宮穴」相對在體前成「抱球狀」，兩掌心會因人而異的出現相斥或相吸的「氣感」，通過內外感應以強化中焦之氣。

當兩手在胸腹前上下拉動時，則導引三焦之氣貫穿帶脈並作用在任脈的承漿、天突、膻中、中脘、神闕、關元等穴，調理並強化任脈、沖脈（因其夾行於中脈兩側）和帶脈之經氣。

久練之可促進「心腎相交」、「水火相濟」，並**可防治月經不調等婦科疾病及內分泌失調、泌尿、生殖系統疾病**。

《預備姿勢》

繼「雙臂攬月」後成抱球狀。

《練功動作》

❶兩手距胸腹約10公分，右手在上平「膻中穴」，手心朝下。

❷左手在下平「神闕穴」，翻掌朝上；兩手「勞宮穴」相對成抱球狀（圖1）。

❸抱球5～10分鐘後，兩手同時緩緩地上下拉開，右手拉至平「百會穴」，左手拉至平「會陰穴」↓此稱為「拉氣」。

❹到位後停1～3秒，再緩緩地合攏至肚臍前，兩手相距約10公分↓此稱為「壓氣」（圖2）。

❺停1～3秒鐘後再拉，如此反覆拉壓各9次。

《練功要求》

姿勢要求與「馬步站樁」時相同，抱球時右手拇指不得指向胸部，自然呼吸；拉動時開吸合呼。

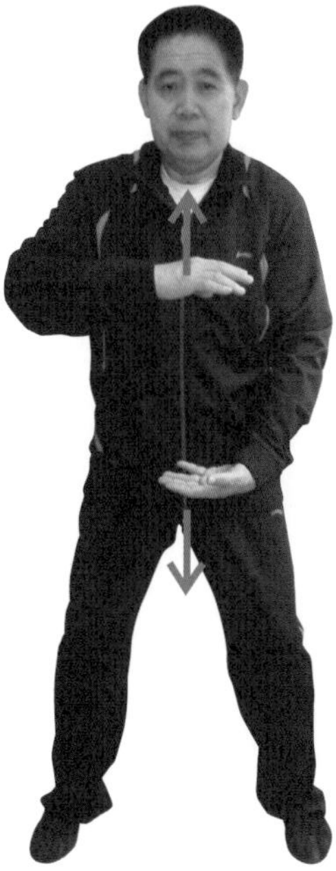

1

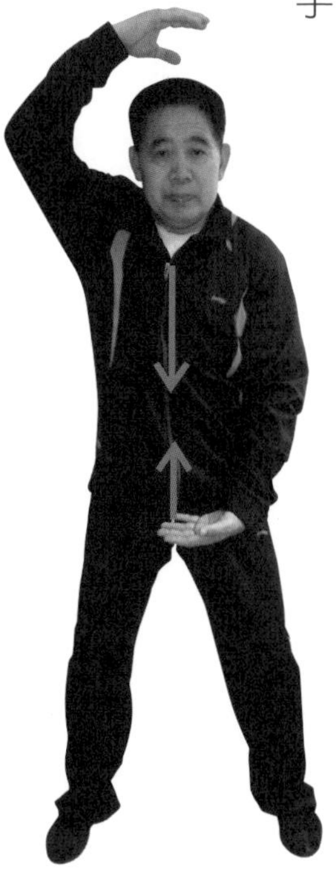

2

保庇豆知識

神闕穴、勞宮穴、百會穴與會陰穴是本功法四個對應位置。您只要記住相對位置就可以了！而且除了會陰穴之外，其餘三個穴道（神闕穴、勞宮穴、百會穴）是大家一定要牢記的穴道，因為這三大穴道是人體與外界相通的最主要穴道，而且都可以使用按摩精油來按摩！

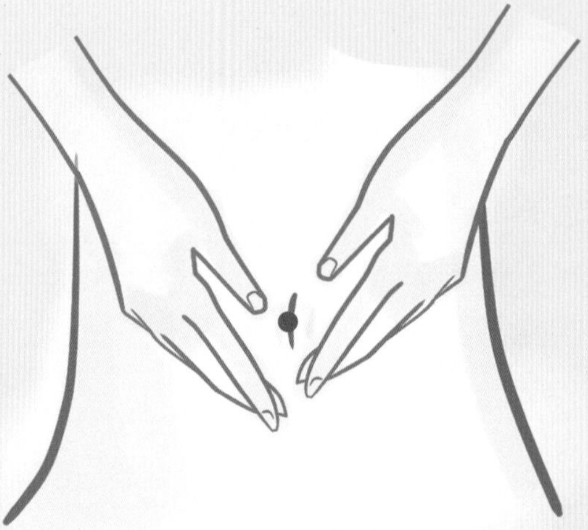

神闕穴

神闕穴

您的肚臍眼就是神闕穴的位置，神闕穴是人體主陰陽的長壽大穴，與先天之元氣和後天之陽氣有關，所以您可以使用按摩精油敷神闕穴，也可以用艾草灸神闕穴。

注意事項

- 抱球的目的是在通過手的外導、氣的運行來加速打通任脈；可透過抱球的動作練習感受「氣」的產生。
- 抱球時手的掌型如同「馬步站樁」，可由上手的上下移動或轉圈，讓下手產生「得氣感」。
- 拉氣、壓氣的動作應配合呼吸慢慢的做，拉開後稍停或壓氣後稍停，都可以增加氣感。
- 本節動作簡明易學，重點在感受、捕捉氣感。

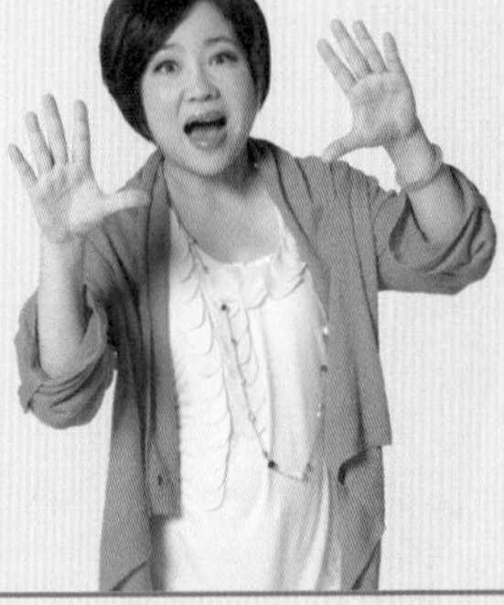

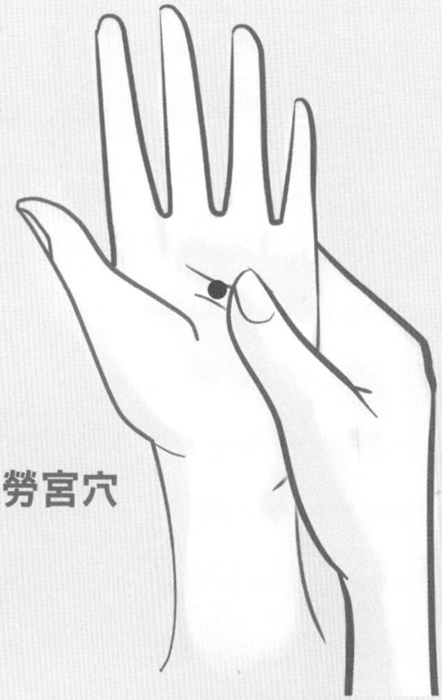

勞宮穴

勞宮穴

位於手掌中央，當您握拳的時候，請把您的中指與無名指往掌心彎曲，所指到的地方就是勞宮穴。再者，氣功的出氣、採氣都是以勞宮穴為主。武俠小說經常提到的「掌風」，其實也是指勞宮穴出入的氣。經常按摩勞宮穴，可以清心安神，如果您心痛煩悶、精神不濟或是憂鬱症，請選用好的按摩精油來按摩勞宮穴吧！

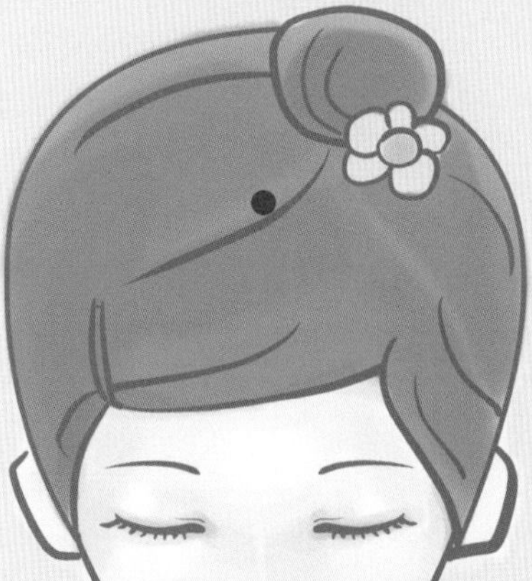

百會穴

百會穴

位於頭頂正中央，就是您的雙耳至頭頂正中的線，與眉間中心往上直線的交會點。百會穴屬於奇經八脈中的「督脈」，印度人則為七輪中的「頂輪」。因為這是手與足共六條陽脈的交會點，所以才會稱為「百會穴」。經常按摩百會穴，可以改善頭痛、高血壓、神經衰弱，暈車與痔瘡。

會陰穴

至於會陰穴的位置，很抱歉～我無法用圖片表示！總之！就在您的兩腿之間，性器官與肛門中間。其實會陰穴是任督二脈的交會點，可以連結奇經八脈及各大經脈。

動功：十字手

督脈通暢 精神佳

練功小叮嚀

或許大家覺得任督二脈是武俠小說裡頭專屬名詞，不過現代人必須要認識督脈，因為現代上班族經常上網、玩手機，長期保持同一姿勢，所以頸椎很容易不舒服。頸椎不舒服就會壓抑了督脈，督脈總管全身的陽氣，所以督脈失靈，就會壓抑全身的陽氣，人的精神就變差了！

老實說，我覺得現代上班族經常覺得很累，並不是用腦過多，而是被錯誤姿勢所累，所以大家趕快來學習這套招式，讓督脈通暢，精神就會變好了！

《練功功效》

兩臂用內勁盡量前推的時候，您的背部肌肉、韌帶亦受到牽拉，脊髓隨之上升，勁、氣亦由下而上貫通督脈；放鬆收回時，勁氣仍循督脈而回。這樣，一緊一鬆，久練之則勁氣相隨，氣大力粗，督脈自然通暢！

《預備姿勢》

❶繼「抱球」後直立，雙肘下落。

❷兩手在胸前10公分處交叉成「十字手」，上缺口平「天突穴」（圖1）。

【練功動作】

❶十趾抓地，收腹提氣，腿部發力，推展腰、背、肩、臂、十指朝上成立掌。

❷兩臂同時用內勁向前推出，將勁、氣推運至十指末梢，推到盡頭後放鬆，將手收回胸前（圖2）。

❸「十字手」推出時吐氣，收回時吸氣，一推一收各做9次。

【練功要求】

力發於根，自下而上節節貫通。前推時用七分勁、填背，收回時帶三分勁、坐背。

前推時不要聳肩縮頸，頭頸切忌用力，以免血壓升高。

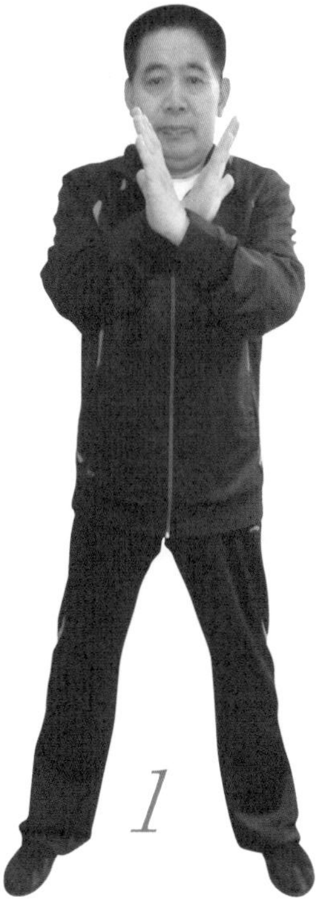

1

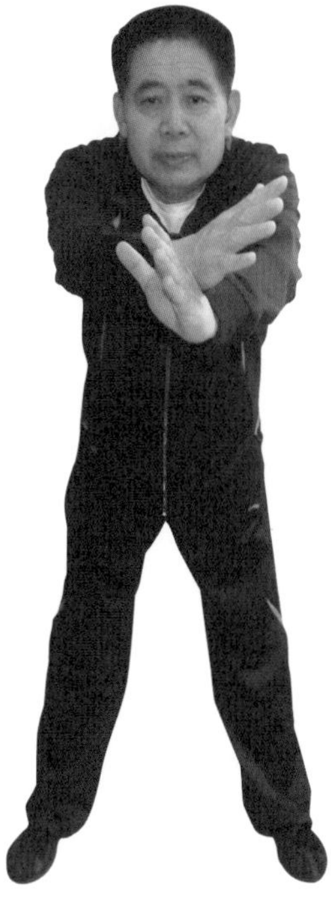

2-1

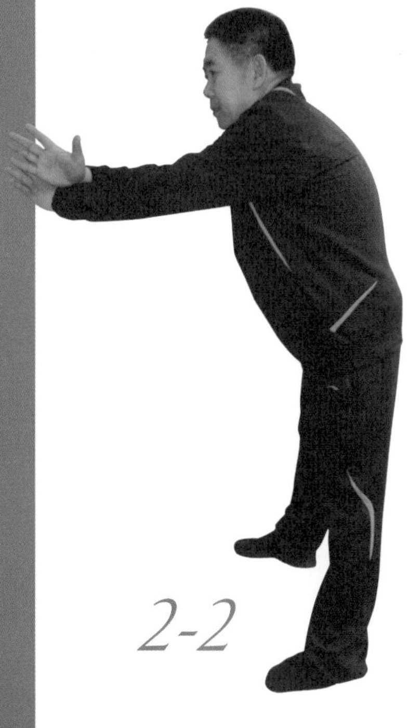

2-2

保庇豆知識

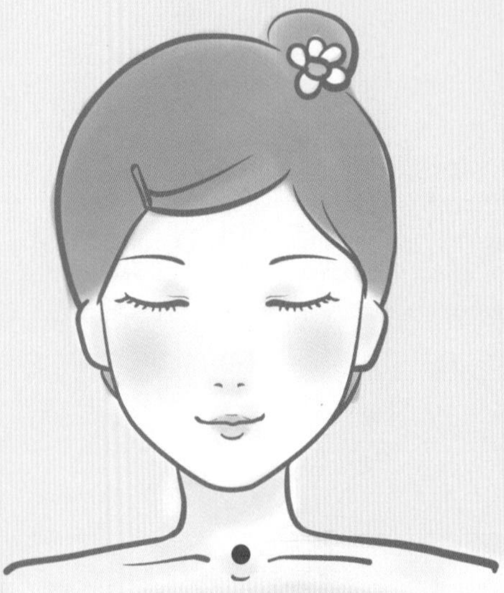

天突穴

天突穴

前面曾經提到按摩天突穴可以止咳化痰，這次來介紹更厲害的功效。如果您一直打嗝打個不停，而且還正好是在重要場合上打嗝，這時您只要把手指壓住天突穴約 2 分鐘，您就不會再打嗝了！
再次提醒天突穴的位置，它位於胸骨上凹窩的正中央，也就是兩鎖骨中間。切記～切記～

注意事項

- 這一節的力度較大，通過一緊一鬆、一推一拉，可加速打通督脈。
- 本節的重點在使用內勁。太極拳講「力發於足、主宰於腰」，本節的力即由下至手指末梢，但力千萬不可使足，前推時只能使用七分力，收勢時再用三分。所謂主宰於腰則是不可塌腰，前傾角度不能太大，要保持腰部的靈活性。
- 操作時背要圓，圓背可以防止寒肩（天冷時聳肩縮頸狀），力求達到「龜背蛇腰」的靈活動作。
- 吸氣時腳用勁，膝、胯、腰用力，注意填背。回收時注意坐背。

動功：丹鳳朝陽

放鬆筋骨 氣大力粗

練功小叮嚀

因為我資質駑鈍，此招式我尚未練成，希望各位讀者可以幫我完成這個遺憾。練成本招式會出現極大的脈波，不過脈波並非我有資格暢談的項目，只能留給各位自行體會！

【練功功效】

手前推時，勁氣由臟腑而出：內氣外放，經手三陽經而達掌指；收手時則：外氣內收，氣循手三陰經而回。**練此功氣的脈波量很大，內氣外放的交換循環大大增加，久練則氣大力粗**。

【預備姿勢】

繼「十字手」後直立，雙手仰掌成護腰式。（圖1）

【練功動作】

❶右手拇指分開，另四指併攏，勁自下而上發於腳跟而貫通至掌指，用內勁往前平推，推到盡頭後放鬆，翻掌向下（圖2）。

❷向左手方向畫弧，在左手上約10公分處，兩手「勞宮穴」相對（圖3）。

❸停2~3秒，然後沿原路返回，至手臂伸直時再翻掌向上，收回腰際仍成待發式。

❹右手動作同上，一左一右各做一次為一遍，共做9遍。

【練功要求】

前推時收腹提勁用頂勁，同時用口呼氣，收手時用鼻吸氣。

頭頸正直，忌用力，目視前方。

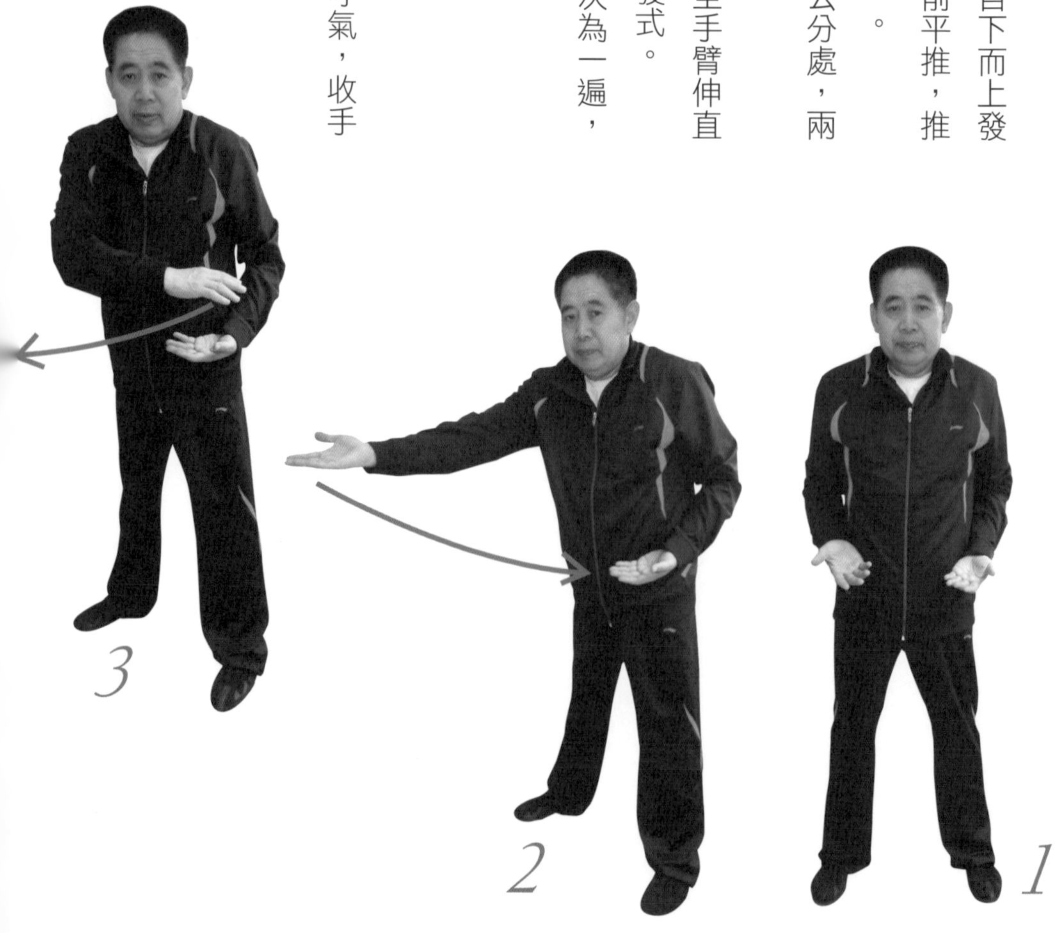

保庇豆知識

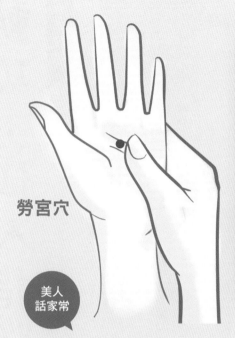

勞宮穴

勞宮穴

位於手掌中央，當您握拳的時候，請把您的中指與無名指往掌心彎曲，所指到的地方就是勞宮穴。再者，氣功的出氣、採氣都是以勞宮穴為主。武俠小說經常提到的「掌風」，其實也是指勞宮穴出入的氣。經常按摩勞宮穴，可以清心安神，如果您心痛煩悶、精神不濟或是憂鬱症，請選用好的按摩精油來按摩勞宮穴吧！

美人話家常

勞宮穴是本書提上幾次也不厭倦的超級穴道。不過您知道彈鋼琴其實跟勞宮穴與十宣穴有很大的關係！

不管您會不會彈鋼琴，也請您回想一下彈鋼琴的動作，彈鋼琴時十個手指的指尖都會用力，此時手掌中間的勞宮穴就會打開了！而這十個指尖正是「十宣穴」，而十宣穴是人體氣血最薄的地方，也是陰陽交匯之所。所以您只要常彈鋼琴，或是常在桌上模擬彈鋼琴的動作，您不但可以鍛鍊手指，也可強健大腦，讓全身氣血都動起來！何樂而不為。

注意事項

- 發力類似「十字手」，氣貫於掌。推出時緊，推到手臂伸直到盡頭時放鬆，一緊一鬆可使氣血流暢。
- 翻掌畫弧至另一手時採自然呼吸，但原路返回時應用鼻吸氣，以利連續做下一動作。
- 推出時肩肘必須放鬆，腰不可前彎，畫弧到兩手勞宮穴相對應，氣感增加，必要時亦可查氣。
- 力發於「根」是非常重要的提示，您一定要防止頭頸用勁，可將頭頸輕輕轉動，驗證自己是否已放鬆！

動功：仙人指路

雙手發氣

練功小叮嚀

如果您已經一路練到此招式，您應該可以充分感受到「氣」的奧妙，此招式的目的就是為了能夠讓雙手發氣！聽起來很玄，但是招式並不太複雜！

【練功功效】

本樁式將全身的勁氣運至雙手，由手三陽經而發、經手三陰經而回。常練本節不僅可以增強肩、臂、掌、指的勁力，更重要的是加強雙手「內外放氣」的交換功能，增大氣量，達到能「雙手發氣」的目的。

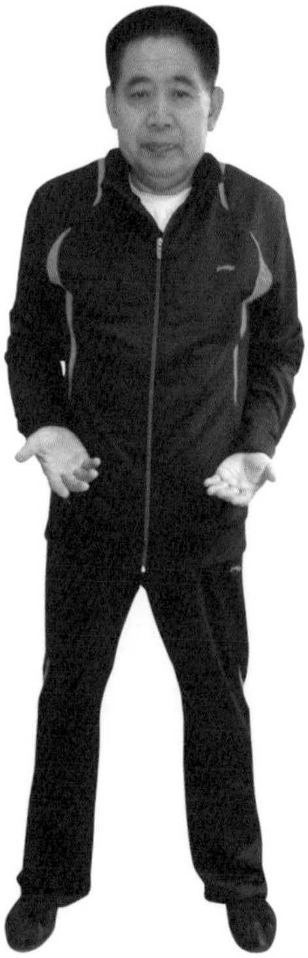

1

【預備姿勢】

與「丹鳳朝陽」預備姿勢同。直立，雙手仰掌成護腰式（圖1）。

【練功動作】

❶兩手拇指分開，另四指併攏。

❷掌、肘、肩運動，均勻地用內勁向前平推，推到盡頭後放鬆，翻掌向下（圖2）。

❸蓄勁而收回腰際，再恢復原待發式（圖3）。做9遍。

【練功要求】

推手時勁氣的走向是以腳為根，腿推腰，腰推肩，肩推臂，臂推手。推手時呼氣，收手時吸氣。頭頸忌用力，目視前方。

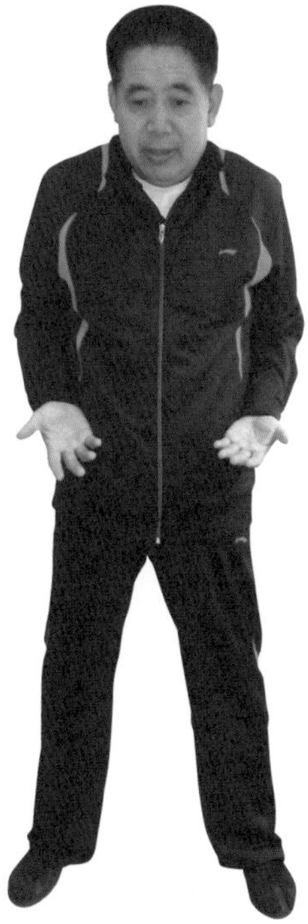
2

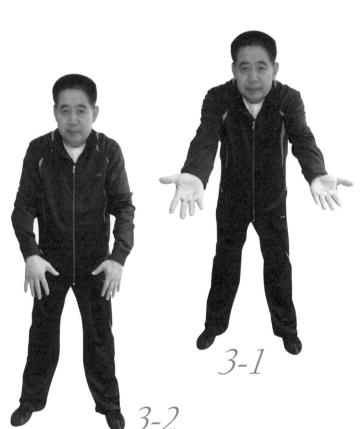

3-1

3-2

保庇豆知識

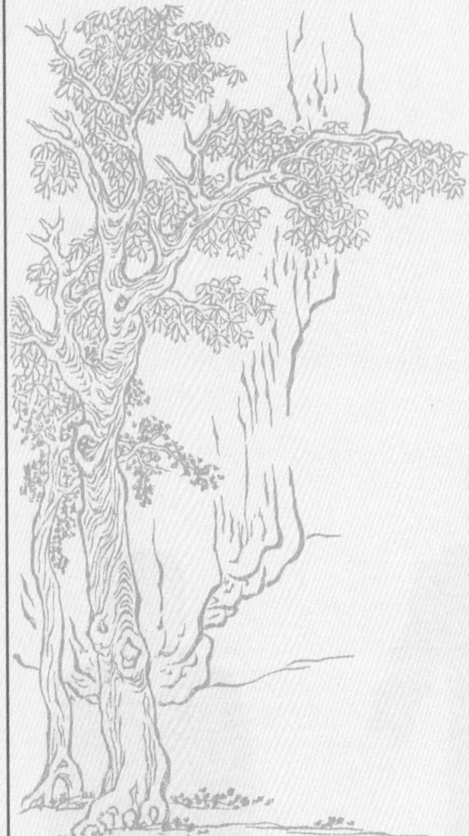

美人話家常

我們經常會聽到「中氣不足」這個名詞，那到底「中氣」是什麼？中醫認為中氣指的是脾胃之氣，所以中氣不足的人就會脾胃功能虛弱，消化吸收能力不好，所以看起來就會說話無力、精神不振、而且舌頭會有齒痕。

過度疲勞的人最容易中氣不足，只要身體與精神過度勞累；都會損傷到脾氣，導致神疲乏力、中氣不足。另外暴飲暴食與過度饑餓的人也會損傷脾胃，導致氣血失常、中氣不足。

要如何防止中氣不足呢？首先就是少食多餐、忌暴飲暴食。再來就是不要太累，尤其是那種用腦過度的累。因為人的思慮跟脾有關（脾主思慮思為脾之志），如果思慮過度一定會傷脾，導致中氣不足。所以各位用腦過度的朋友們真的不要太想，今天想不出來的梗就留給明天再想吧！

注意事項

- 發力類似「十字手」，氣貫於掌。推出時緊，推到手臂伸直到盡頭時放鬆，一緊一鬆可使氣血流暢。
- 翻掌畫弧至另一手時採自然呼吸，但原路返回時應用鼻吸氣，以利連續做下一動作。
- 推出時肩肘必須放鬆，腰不可前彎，畫弧到兩手勞宮穴相對應，氣感增加，必要時亦可查氣。
- 力發於「根」是非常重要的提示，您一定要防止頭頸用勁，可將頭頸輕輕轉動，驗證自己是否已放鬆！

動功：力劈華山

長高 百脈通暢

練功小叮嚀

這招式對於青少年增長身高極有幫助，聽說就算是中老年人也曾經出現增高一、兩公分的實例。所以您想長高的話，可以多練習此動作。但是練功上舉時一定要到位並注意呼吸轉換及抬頭的動作。

〈練功功效〉

本動作勁發於腰部，力運四肢末梢，氣走手、足三陰三陽經。久練之則氣走全身、百脈通暢。

〈預備姿勢〉

❶左腳向左橫跨一大步，重心在兩腳之間。

❷兩腕交叉於胸前約10公分處，上缺口對天突穴，指尖朝上（圖1）。

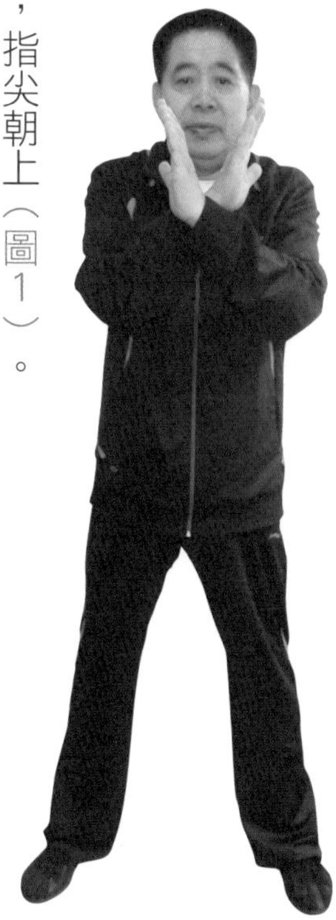

1

【練功動作】

❶手指朝上，雙手用內勁向上舉起，雙臂伸直，同時吸氣（圖2）。

❷用力徐徐朝前下方成弧形劈下，同時呼氣（圖3）。

❸稍停1~3秒後，雙手保持手指朝下，緩緩直線向上提手至胸前，同時吸氣。

❹直腰，兩手鬆直，指尖朝上，恢復預備姿勢，同時呼氣。做9遍。

【練功要求】

下劈時腿務必要挺直。劈下後則要抬頭，目視前方。

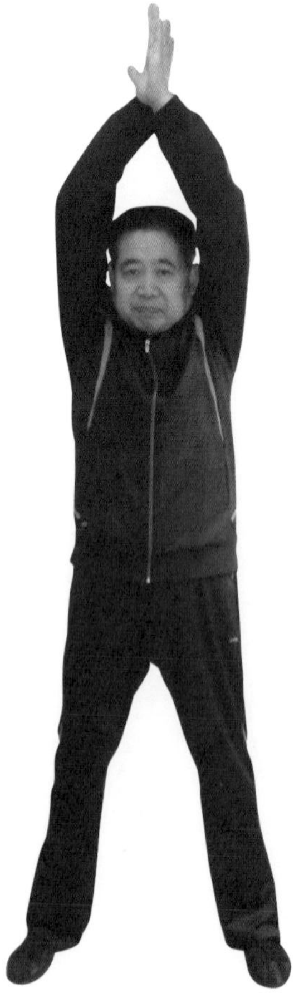

2

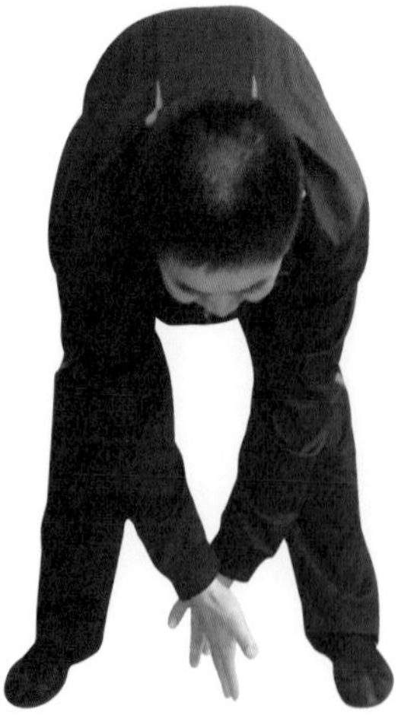

3

保庇豆知識

美人話家常

最適合小朋友的運動是什麼？個人認為是踢毽子。如果想讓孩子日後長得高，那就更要讓孩子們踢毽子。而我從小就不太會踢毽子，難怪我個子不高。

為何踢毽子可以促進兒童生長發育，改善體質，順利長高呢？其實是有道理的！因為踢毽子是一種有氧代謝活動，運動量夠大，可有效加速血液循環，增強心肺功能提高。而且還可以強化腰、頸、髖、膝、踝等關節的靈活度。

由於踢毽子，頭部、眼睛、頸部要跟著毽子不斷地轉動，所以踢毽子還可以消除視力疲勞、預防近視、強化全身各部位的協調性，並且增加孩子的平衡感及穩定性。所以踢毽子真的是最適合小朋友的運動！

如果您的孩子喜歡踢毽子，請務必讓孩子們學習左右腳交換踢，這樣才能促進身體平衡發育！

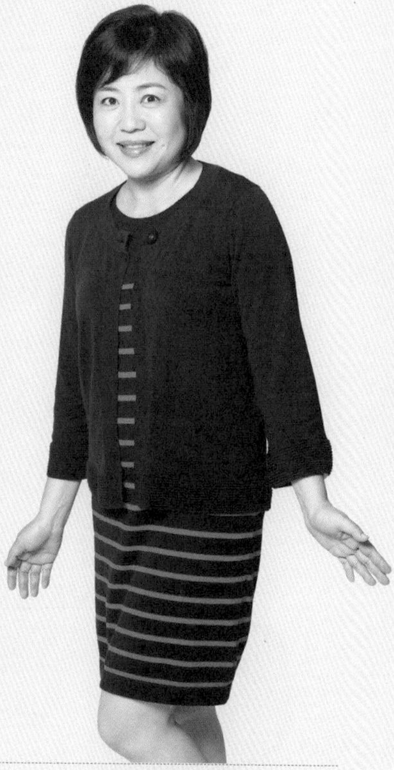

注意事項

- 上舉成「朝天一柱香」式時應臂到耳側，徐徐下劈，不可弄得像劈柴一樣。盡量前拉胸椎及腰椎，自然地抬頭。劈下後稍停1～3秒，氣貫十指，您的指掌之間將會有麻脹感！
- 本節動作時「兩吸兩呼」，應把握好氣息轉換，防止憋氣。
- 本節動作對青少年增長身高極有幫助，即便中老年人也有練後增高1、2公分的實例，所以您想長高的話，可以多練習此動作。練功上舉時一定要到位並注意呼吸轉換及抬頭姿勢。
- 高血壓、心臟病患者忌用力過猛。

動功：海底撈月

中氣十足 防止內臟下垂

練功小叮嚀

本招式「海底撈月」與下一節的「霸王舉鼎」是連續動作，呼吸是最重要關鍵，請記得要三吸三呼、呼吸與動作要彼此協調，切記開吸合呼、緊吸鬆呼的要訣，千萬不能憋氣！

【練功功效】

海底撈月，氣貫掌指，蓄勁待發；向上撈起，則鍛鍊腰背，通手六經脈，並可提升「中氣」，對內臟下垂患者有一定療效。

【預備姿勢】

❶同「力劈華山」的預備姿勢。左腳向左橫跨一大步，重心在兩腳之間。

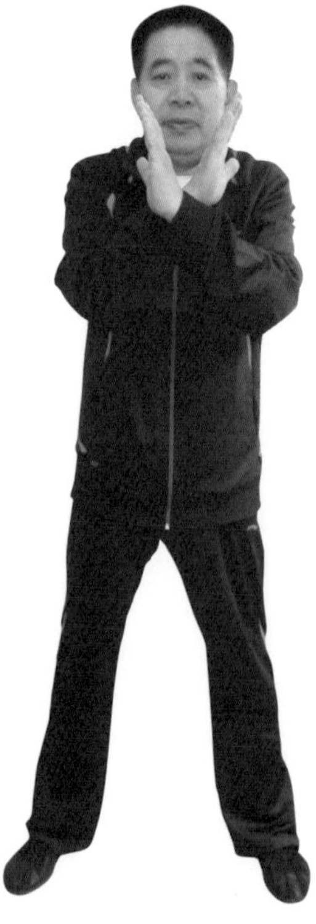

1

❷兩腕交叉於胸前約10公分處，上缺口對天突穴，指尖朝上（圖1）。

【練功動作】

❶兩手掌心朝前，成拉幕狀緩緩向左右水準分開，貫氣於掌指，坐腕，用力向兩側平推成「大字樁」，同時吸氣（圖2）。

❷鬆腕，手指朝下，彎腰，手緩緩下落撈月（海底撈月），屈腕，指尖相對，同時呼氣（圖3）。

❸向上撈起，上身隨勢而起，直腰屈肘，兩臂運動，掌指著力，似抱重物狀、緩緩拉起至胸前（懷中抱月），同時吸氣（圖4）。

❹兩手交叉於胸前，同時呼氣，恢復預備姿勢。反覆做9遍。

【練功要求】

彎腰撈月時兩腿要挺直，不低頭，目視前方。上身隨勢而起時，要垂肩墜肘，頸部不僵直。

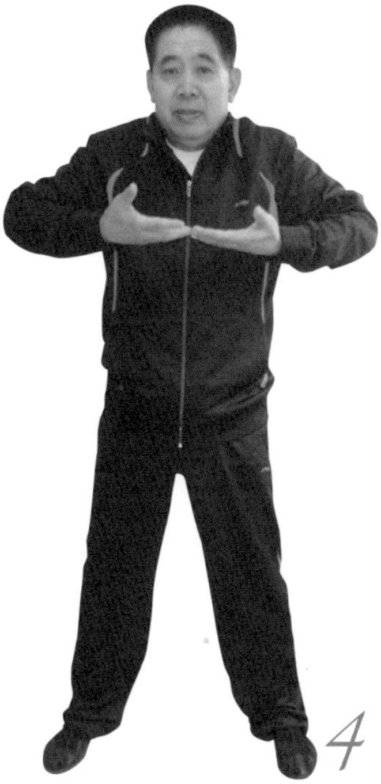
4

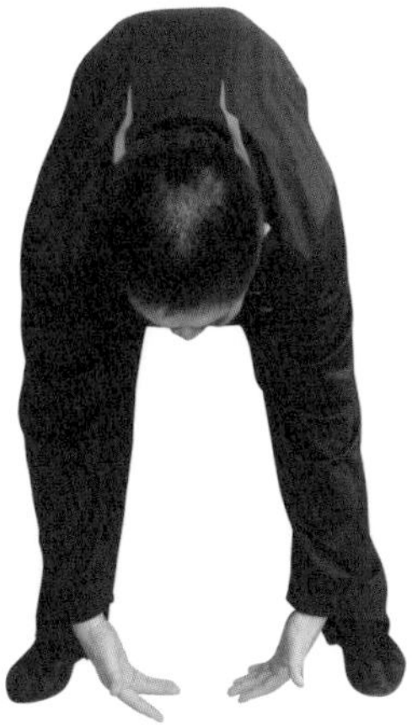
3

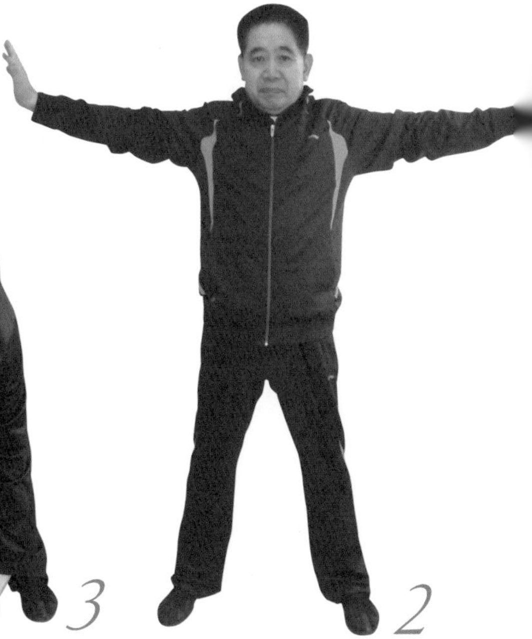
2

動功：霸王舉鼎

調理三焦

練功小叮嚀

所謂三焦，就是上焦、中焦與下焦。上焦是由鎖骨至橫膈膜之處，中焦是橫隔膜至肚臍，下焦則是肚臍以下。每一焦都有其對應器官。上焦是肺與心。中焦是胃、脾與肝、下焦則是大小腸、腎與膀胱。

【練功功效】

雙手托起上舉，導引氣在胸腹中運行，以升舉陽氣，充養髓海，調理三焦。

【預備姿勢】

繼「海底撈月」中的「懷中抱月」姿勢（圖1）。

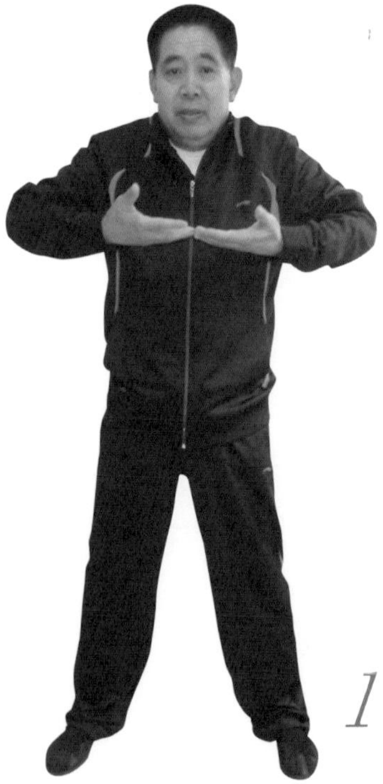

1

【練功動作】

❶接以上「懷中抱月」的姿勢，兩手緩緩上托至鎖骨處，小臂內旋，翻掌向上。

❷拇指分開、另四指併攏，用內勁徐徐上舉，腰、腿、臂均用力挺緊勿鬆，成「舉鼎」狀（圖2），同時吸氣。

❸隨即兩臂放鬆，從兩側緩緩下落成八卦圈，同時吸氣。

❹當兩臂落至與肩平時，坐腕，運勁外撐成「大字樁」（圖3），同時吸氣。

❺停1～3秒鐘，再放鬆，徐徐下落，恢復原式，同時呼氣。做9遍。

【練功要求】

上舉時臂要挺緊，並保持指端相對。成大字樁時，要收腹挺胸，兩腿夾緊，勁往下沉至腳心。上肢用多大力，下肢也要用多大力。

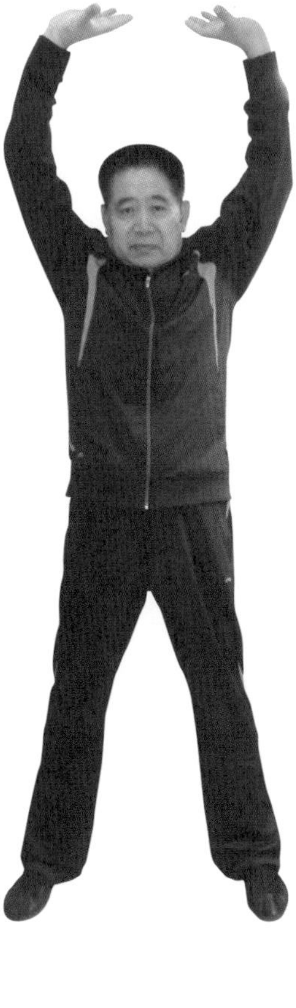

2

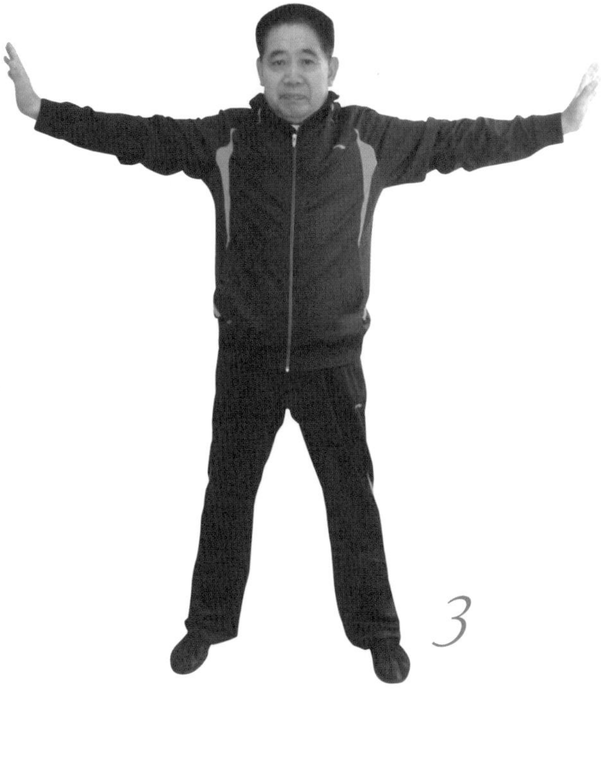

3

保庇豆知識

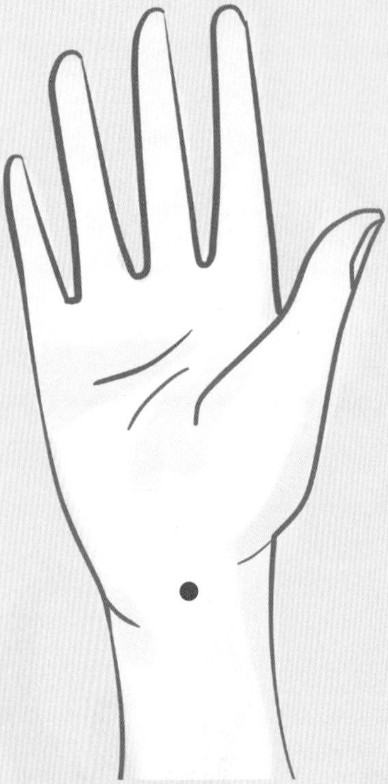

大陵穴

大陵穴的位置位於手腕掌橫紋的中點處，這是一個超級有趣的穴道。因為自古以來，大陵穴就是治療口臭的特效穴，因為心（心臟）熱則口臭。除了口臭之外，如果您有心煩與失眠的問題也可以用大拇指尖來按摩大陵穴，記得用垂直的方式按摩，用按摩精油更棒，每次按3分鐘，按摩順序則是先按左手再按右手！

注意事項

- 第七節海底撈月及第八節霸王舉鼎通常為連續動作、一起練習，合練時為三吸三呼的動作。協調好呼吸與動作是練功的關鍵，要牢記開吸合呼、緊吸鬆呼的要訣。緊鬆交替要與呼吸匹配，不要憋氣。
- 兩手側平推成「大字樁」時氣貫大陵穴；由坐腕轉放鬆腕時，掌指的氣感明顯向上。
- 「撈月」時，注意指尖相對，雙臂稍屈，如包重物；做霸王舉鼎後，兩臂下落畫弧至兩肩平的同時稍向內收，以利緊接推掌「大字樁」。
- 動功具有氣血、勁氣、表裡三者並練的效果，伸筋撥骨力道強勁，年老或久病患者應量力而為，以練後輕鬆舒服為宜，不可強行操作。
- 動作到緊鬆交替時要特別注意頭頸不可用勁，以免氣血衝頭發生危險，初學時可請人在旁適時出聲提醒。

調氣功：拉氣

內氣外放

練功小叮嚀

調氣功分別是拉氣與轉氣，如果您已經循序漸進練到此時，您的手掌氣感已經越來越強！具備「內氣外放」的實力！但是剛學成時不要太過得意忘形，就想幫別人治病！先乖乖地從自我調理開始吧！江湖上沒有人劍法一學完，就想要華山論劍吧？

練功功效

久練之則手掌「氣感」日益增強，蓄積內氣，導氣至掌指，即能「內氣外放」，為他人導引治病。

預備姿勢

❶兩腳與肩同寬，全身放鬆，兩手在腹前約10公分處，與「勞宮穴」相對成「抱球狀」。

❷左手在下，平「神闕穴」，掌心朝上。

❸右手在上，掌心朝下，與左手相距約10公分（圖1）。

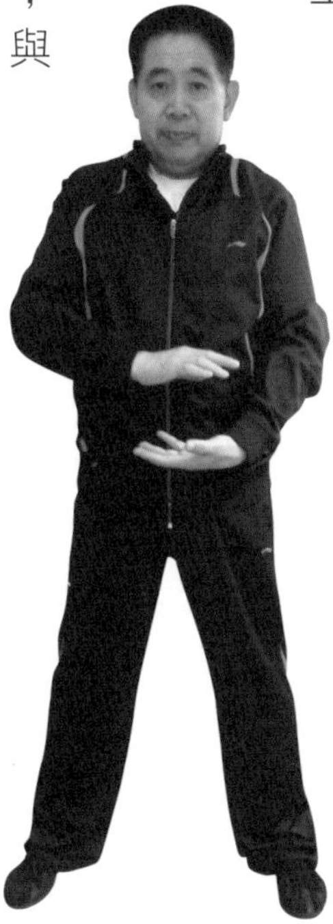

1

練功動作

❶滾氣：左手在裡向內、向上滾動，右手在外，沿左手背向下滾動（圖2），滾至右手心向上並與「神闕穴」平，左手心向下，在右手上約10公分，兩「勞宮穴」相對。

❷拉氣：左手向左上方，右手向右下方同時緩緩拉開（圖3），停1～3秒。

❸壓氣：兩手按原路線緩緩合攏，恢復抱球狀。然後再「滾氣」、「拉氣」、「壓氣」，要領同上。左右各做一次為一遍，做3～5遍。

練功要求

兩手成斜對角拉開並始終保持掌心相對。拉開時吸氣，合攏時呼氣。

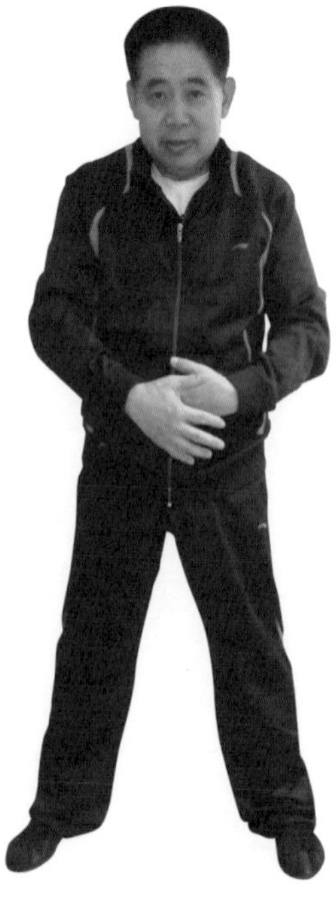
2

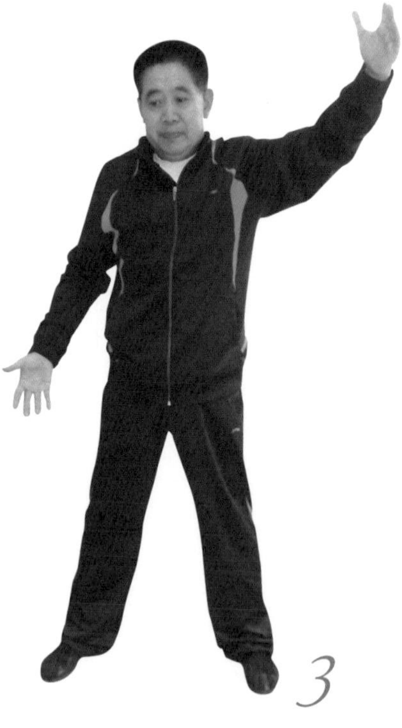
3

保庇豆知識

美人話家常

既然本招式又再度提到勞宮穴，所以再來介紹勞宮穴的簡單「體操」。前面提到常在桌上模擬彈鋼琴的動作，可以按摩到勞宮穴與十宣穴。那麼接下來這招就更簡單了！

您只要把雙手的十指像貓咪一樣地彎曲，然後十指相對，互相敲擊。這招對於女生最好，因為女生容易手腳冰冷，如果沒事可以經常使用這招，可以促進血脈循環，而且還可以養肝氣。

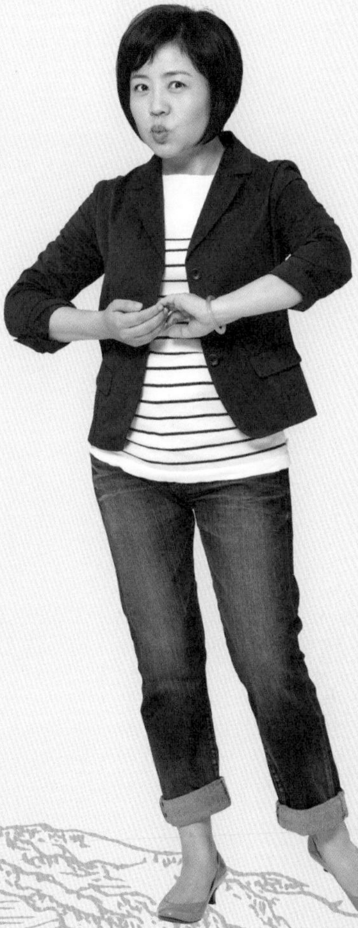

注意事項

- 為增強對氣息的感知，可在拉氣後讓下手不動，下手手腕上下擺動，以勞宮穴對下手發放外氣，如下手有明顯得氣感，則已具備「內氣外放」的功能。
- 初得內氣外放功能者只能自我調理，切不可貿然為他人導引調病。

調氣功：轉氣

發氣、運氣收發自如

練功小叮嚀

之前都是三吸三呼，不過這個「轉氣」招式卻是「兩吸兩呼」配合「八卦圈」的動作。練到此處，您的身體就會形成氣場，如果您確定可行，這時您已經具備幫調氣治病的實力了！

【練功功效】

本功法可調整陰陽，練氣、練力。久練即能運氣外放，調氣治病。

【預備姿勢】

同「拉氣」預備姿勢（圖1）。

【練功動作】

❶右手心向外、向上，左手心向裡、向下一齊翻轉。

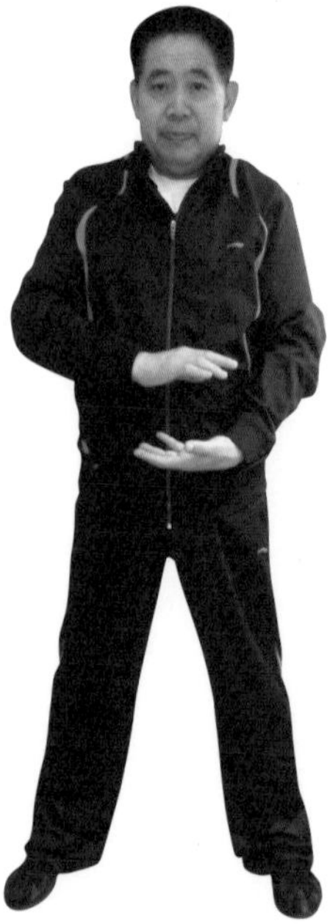

1

注意事項

- 轉氣為「兩吸兩呼」的動作，八卦圈的動作是兩手分別向上或向下畫圓弧，拉氣在先，轉氣在後，既拉又轉，隨著氣的升降出入，會在周身形成氣場，練功者可以注意體會。
- 調氣功具有調動、調整、調和氣血的作用，久練可收發自如的發氣、運氣。練功時應隨時注意查氣和看氣。

❷右手向上推成「托天式」，左手向下成「按地式」，兩手再用力上下推按到盡頭，同時吸氣↓此稱為「頂天立地」或「金剛托天」（圖2）。

❸向左體側彎腰，打開氣門↓此稱為「轉氣」（圖3）。

❹放鬆，直腰，右手從右側向下轉，左手在左側向上轉↓此稱為「八卦圈」，同時呼氣。

❺兩臂轉至與肩平時，掌指上翹90度，用力向左右平推，氣貫「大陵穴」，同時吸氣↓此稱為「大字樁」（圖4）。

❻放鬆，同時呼氣，「八卦圈」↓右手向下轉，左手向上轉，成左手托天，右手按地式。

❼向右體側彎腰↓「轉氣」。

❽再放鬆，直腰，「八卦圈」↓左手向下轉，右手向上轉，至兩臂與肩平，坐腕，掌指直翹90度，左右用力平推成「大字樁」，重複做3～5遍。

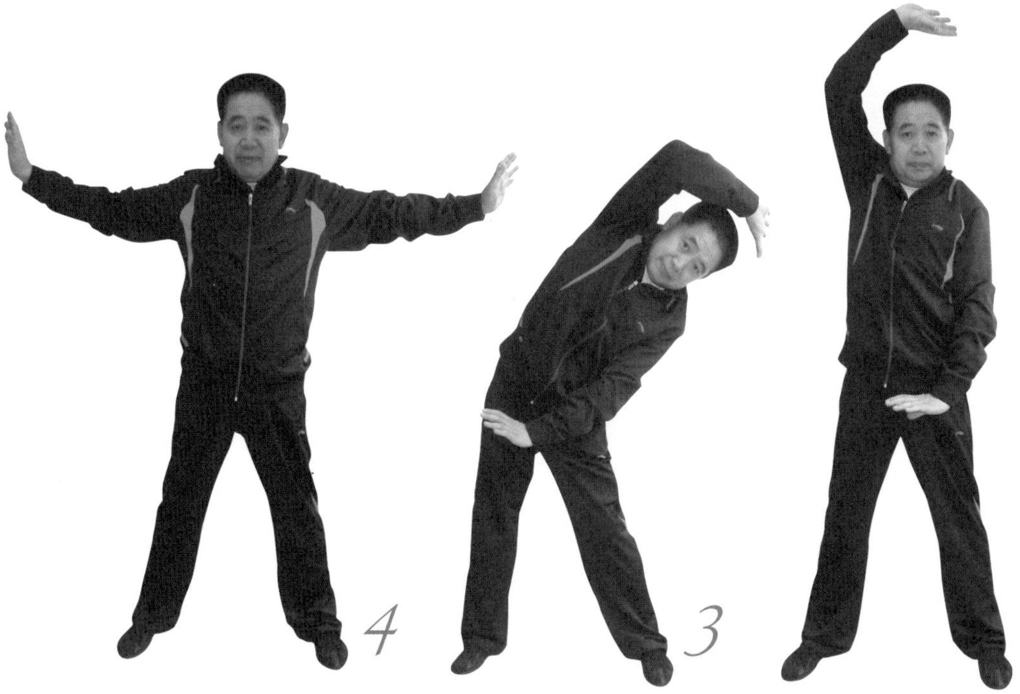

2 3 4

收勢：導氣

清氣上升、濁氣下降

練功小叮嚀

您一定要將收功視為全套功法不可或缺的最重要部分，無論再忙都要做，您都必須認真做好收功導氣的動作！另外要提醒各位讀者朋友，收功時，手心千萬不能對著耳朵！

〔練功功效〕

導氣又可稱為降氣法，具有以下功用：

通過手的動作可收氣入內，外導內收、將真氣存於丹田，濁氣經湧泉穴排出體外，具有把氣收攏、歸元、濃縮、成丹功效。

經由鼻吸口呼、吐故納新，可引清氣入內、濁氣排出，再經由導氣的動作讓清氣上升、濁氣下降，將練功中的氣阻、氣滯糾正排除，收防偏差之效。

接「轉氣」結束時的「大字樁」式（圖1）。

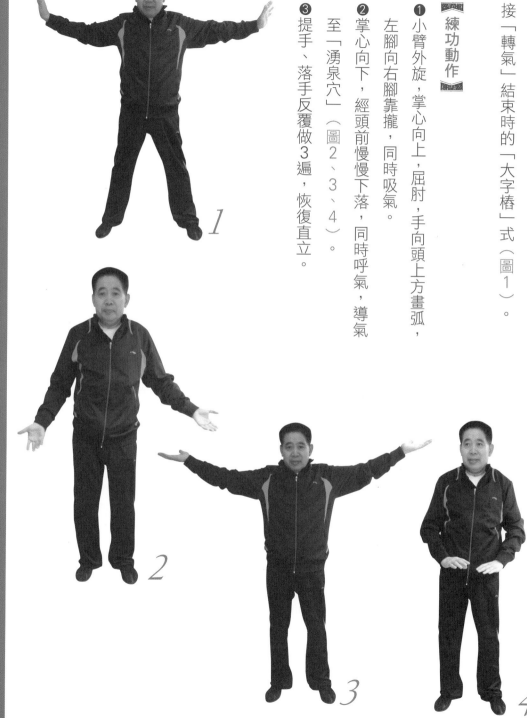

【練功動作】

❶小臂外旋，掌心向上，屈肘，手向頭上方畫弧，左腳向右腳靠攏，同時吸氣。

❷掌心向下，經頭前慢慢下落，同時呼氣，導氣至「湧泉穴」（圖2、3、4）。

❸提手、落手反覆做3遍，恢復直立。

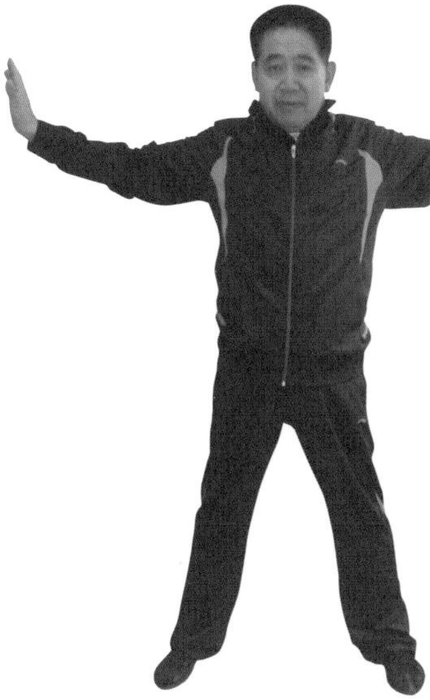

1

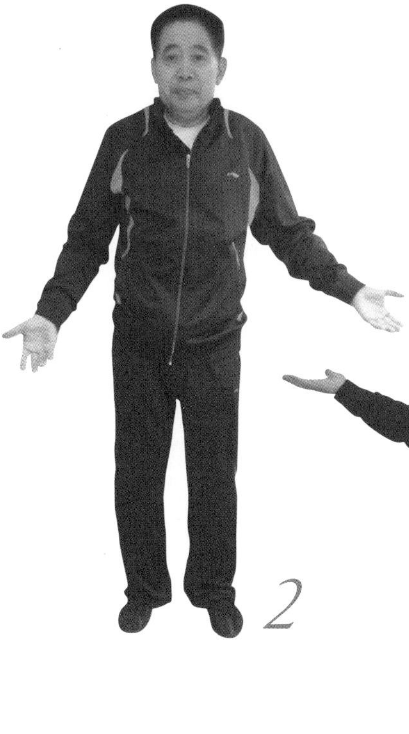

2

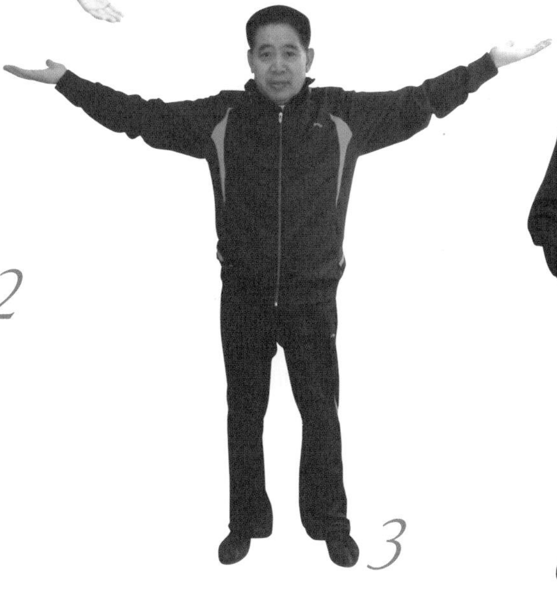

3

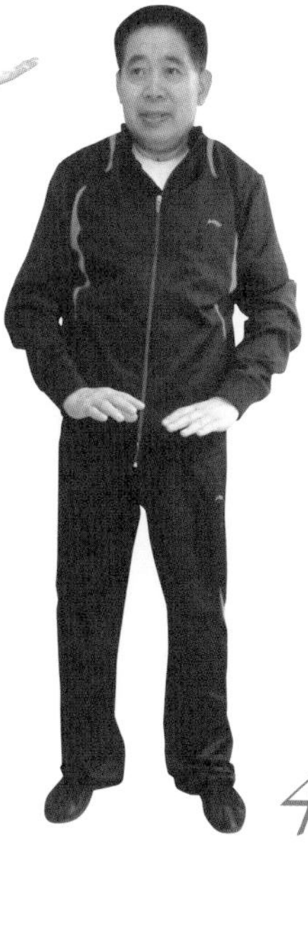

4

收勢：壓氣（雷聲）

防止體內出現氣阻、氣塞

練功小叮嚀

以前台視有個節目叫做「天天開心」（後來改稱為《開心舞台》與「金舞台」），主持人是黃西田、石松、卓勝利、方駿、康弘與司馬玉嬌。這節目每次結尾都會介紹俚語，然後會有個持續二十年不變的口頭禪：「咦～」本功法跟天天開心有異曲同工之妙，也要喊一聲「咦～」，不過聲音卻必須大上八倍！因為這聲「咦～」必須震撼到五臟六腑。

【練功功效】

虎有抖毛之威，每次練功完畢，**大喊一聲「咦」**！不僅表示練功完畢還有餘力，還能振奮精神、呈現先聲奪人之勢。

此一收功動作更重要目的是震撼你的五臟六腑，防止體內出現氣阻、氣塞，避免練功出偏差。同時，這也是「內練一口氣」。

壓氣在練功口令上通常叫做「雷聲」。做此動作有三個作用：

❶常聞：外練筋骨皮、內練一口氣。壓氣時發出強有力的「咦」聲，可使胸腔飽滿、腹部

鼓動、臟腑震撼，有強身健體的醫療效果。

❷收功一聲吼，氣機活力驟增，氣寒、氣滯立即消除，可防止出偏差。

❸大吼一聲可壯我之威、喪敵之膽，使我精神振奮，為此趟練功劃下完美句點。

【練功動作】

❶做完導氣後，左腳向左前方跨出一步，伸出左手，手心朝上，在揮右臂用手掌猛擊左手的同時，收腹提氣，發出一聲短促有力的「咦～」字聲（圖1、2）。

❷隨即全身用勁，兩腳用力抓地，後腿猛蹬起，瞪眼，直頸，大有「怒髮衝冠、排山倒海」之氣勢，表現出一股神威。

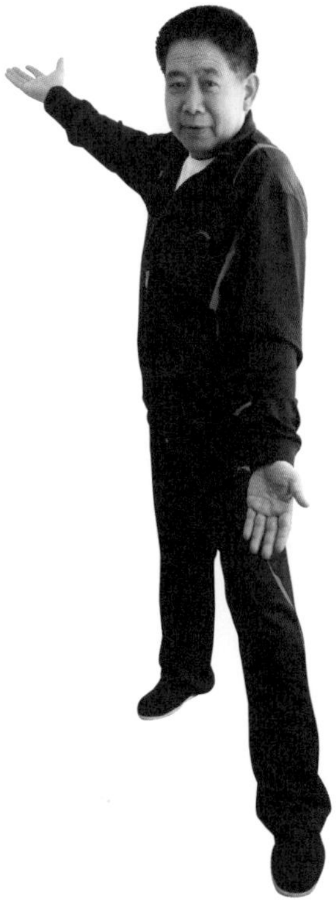

1

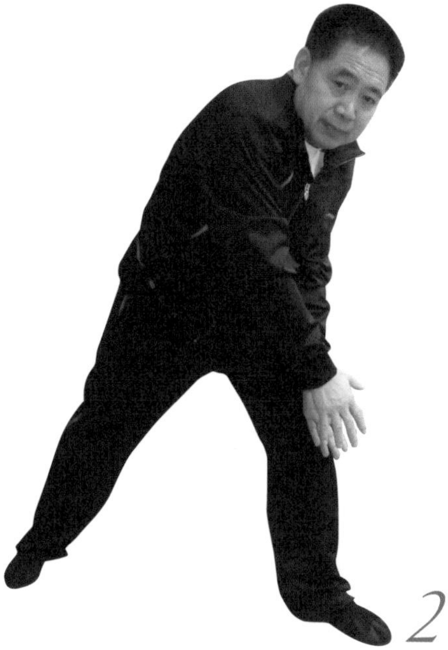

2

保庇豆知識

美人話家常

我想很多讀者朋友是夜貓族，就算練功也是選擇在夜深人靜的晚上練習，所以問題就來了！這招收勢不但要大喊一聲「咦」，而且聲音還要大到足以震撼到五臟六腑，那麼吵到鄰居又該怎麼辦呢？為此問題，我請教了高大夫。他說其實也可以不用喊出聲，此時只要用兩手捂住神闕穴即可！

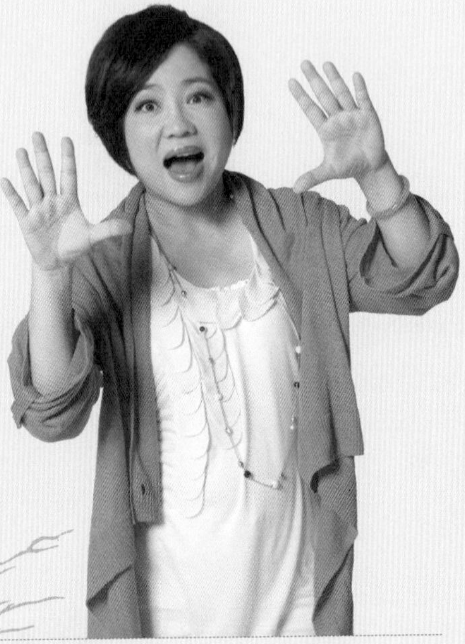

注意事項

- 收勢是防偏的基本方法，因此，每次練功完畢，您都必須認真做好收功導氣的動作。
- 如選練功法中的某樁式，在結束時先將左腳收回，手心向上從兩側提起至與肩平，然後再按上述動作做即可。
- 另外兩手內收時，手心不可對著耳朵！
- 再次強調！收功是練功最重要的動作，所謂「練功不收功、到頭一場空」。要將收功視為全套功法不可或缺的重要部分，再忙都要做，必須認真的練習。
- 導氣時可默念「真氣存丹田、病氣出湧泉」的口訣，並體會這口訣的精義。喊「咦」聲時要短潔洪亮，切勿拖個又臭又長！
- 高血壓患者在做「導氣」動作時，雙手不可高過頭部且快起慢下，但低血壓患者則相反。

養氣健身

坐功：平坐式

練功小叮嚀
這真是有趣的功法，居然坐著看電視也能練功！不過兩腳千萬不能懸空，您的背部也不能靠著椅背。太舒服是練不好任何招式的！

【練功動作】

❶平坐（亦可盤坐）於椅子上，兩腿交叉（圖）。

❷其作用同馬步站樁，只是得氣較慢，適合於體弱而無力練站樁者，也適合在坐著看電視時練功。

注意事項

●椅子不宜過高或過低，兩腳不能懸空。背部不靠椅背。
●不要意守，無需入靜，自然呼吸。

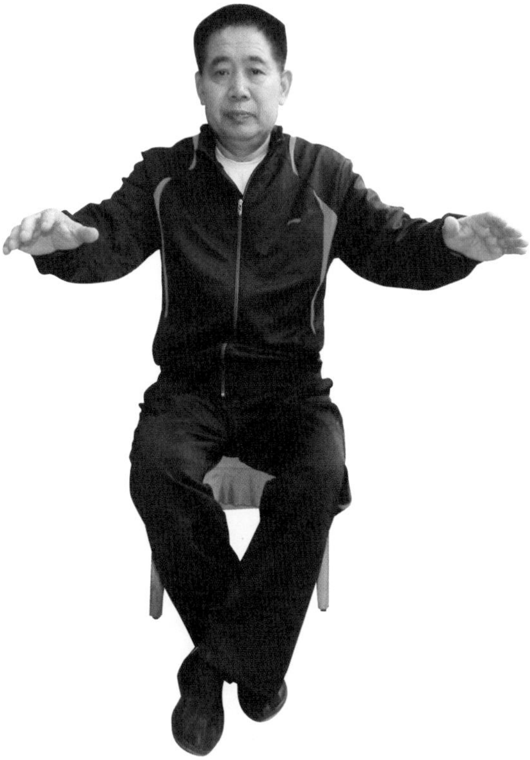

坐功：單手合十式

養氣練氣

〔練功功效〕

本功主要用於養氣、練氣。當您練功幾分鐘之後，您下方的手掌心將會有明顯的「氣感」，**您可感覺有股氣從肘尖向下面手的「勞宮穴」壓進，手掌會有冷、熱、麻、脹甚至撕裂之感**。上手的指尖也會有脹、麻之感。久練可疏通經脈，打開「勞宮穴」，不僅可以養氣健身，而且可為「內氣外放」打下基礎。

〔練功動作〕

❶平坐（也可盤坐）於椅子上，兩腿交叉。
❷右臂屈肘內收，掌心朝左，拇指對準鼻尖，相距約10公分，其餘四指鬆直朝上。
❸同時左臂屈肘，小臂和地面平行，五指放鬆，掌心朝上，「勞宮穴」對準右肘尖，成單手合十式。
❹兩眼睜開，平視前方，虛領頂勁，舌舐上齶，含胸拔背，收腹提肛，自然呼吸（圖）。
❺時間不要少於30分鐘，兩手亦可交換。

〔收勢〕

站起，同第六章收勢。

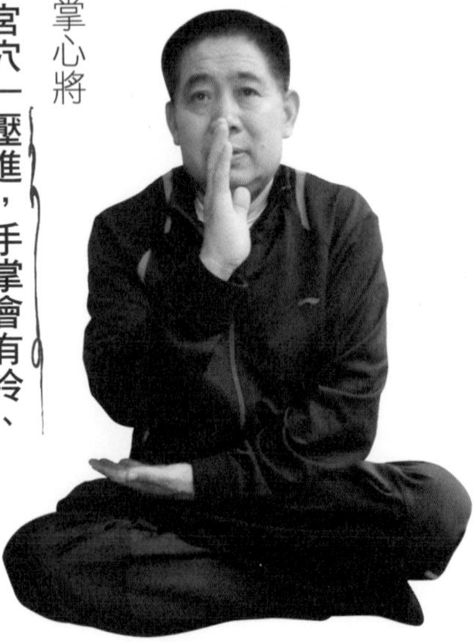

坐功：雙手合十式

調和氣血 平衡陰陽

【練功動作】

本功是練養結合、以養為主的功法。

兩手相合，則使兩手臂之經絡、穴位完全相對，不僅有利於疏通經絡，充養內氣，而且還有助於調和氣血，平衡陰陽。

【練功要求】

❶平坐或盤坐於椅子上，兩腿交叉。

❷上身自然鬆直端正，虛領頂頸，舌舐上齶，兩眼睜開，平視前方。

❸兩手臂（手心向上）從兩側緩緩地抬起，略過頭頂，隨後從臉面前慢慢地下落至中指約與鼻尖同高處，雙手輕輕地合攏於面前，成「雙手合十」式（圖）。

❹練功時間不少於30分鐘。

【收勢】

兩腿分開站起，兩腳併攏，兩手順勢而下，導氣至「湧泉穴」，接著再依第六章做收勢。

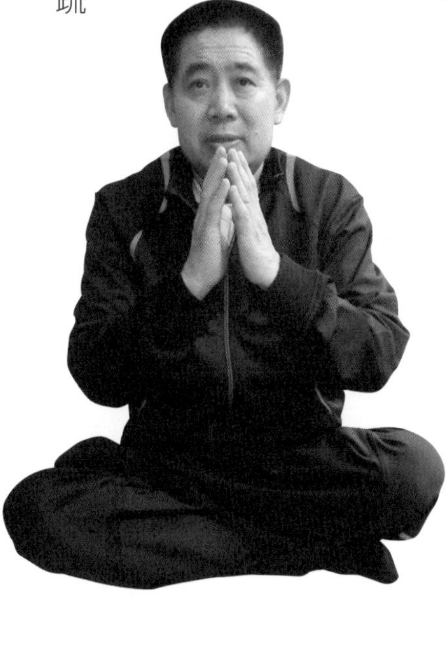

坐功：盤坐式

體質虛弱者可養氣

【練功功效】

本功主要用於養氣。室外氣候不佳或年老體質虛弱者可以此法鍛鍊。

【練功動作】

❶兩腿成盤坐式於床或坐墊，臀部可稍墊高一些，上身自然鬆直端正，虛領頂頸，舌舐上齶，兩眼睜開，鬆肩含胸。

❷肘可置於腿上，兩手掌心朝上，重疊於腹前，拇指相對或相接，另四指併攏；自然呼吸，深、細、勻、長。時間要30分鐘以上。

❸盤坐的方式可自行選擇，兩腿的盤坐通常分：

1.散盤，也稱人盤或自然盤（圖），2.單盤、又稱地盤，3.雙盤、也稱天盤。一般初學者先練散盤、再練單盤、最後達到雙盤的境界最佳。

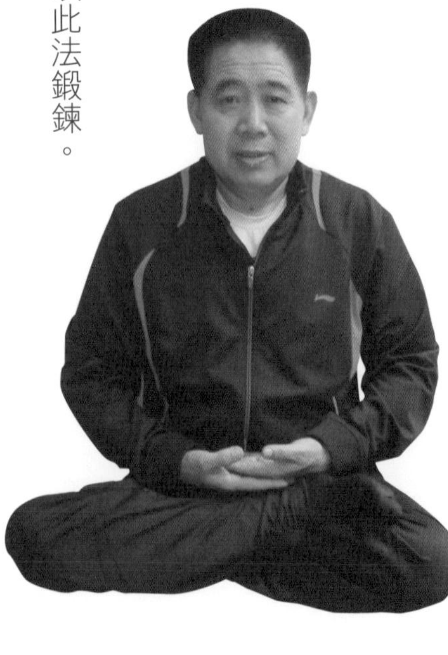

保庇豆知識

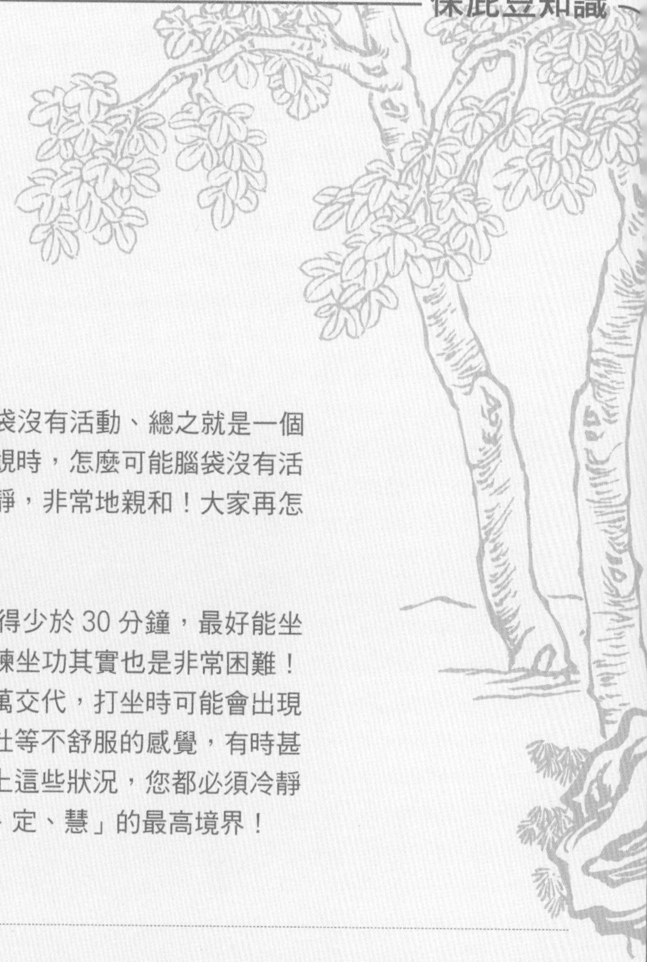

美人話家常

入靜是一個摒棄思想、腦袋沒有活動、總之就是一個「空」的狀態。但是看電視時，怎麼可能腦袋沒有活動呢？所以這招式無需入靜，非常地親和！大家再怎麼懶惰，也要好好練習！

高從文大師說每次打坐不得少於 30 分鐘，最好能坐滿兩個小時。所以就算是練坐功其實也是非常困難！而且高從文大師千叮嚀、萬交代，打坐時可能會出現腿麻、腰膝不適、氣衝病灶等不舒服的感覺，有時甚至還會出現幻覺，不過遇上這些狀況，您都必須冷靜應對，才能漸漸進入「靜、定、慧」的最高境界！

注意事項

- 坐功是少林內勁一指禪的進階功法，隨著練功的精進，逐漸強調練養結合，所謂「三分練七分養」，坐功、尤其是盤坐式的坐功，在此階段更顯重要。
- 「人能常清靜，天地悉皆歸，大道全憑靜中得」，練功要達到高層次，一定要學會打坐，而且要練雙盤（天盤）式。
- 少林內勁一指禪為調身型氣功，要求睜眼練坐功，因此打坐時要隨時糾正姿勢，以提高坐功效果。
- 坐功三要求：會坐（姿勢要對）、穩坐（隨時糾正偏差）、久坐（12～30分鐘）。坐前要準備，坐中要調適，坐後要收功。

臥功

誘導入睡

練功小叮嚀

這是「少林內勁一指禪」中我最愛的招式，因為躺著就能練，而且就算練到睡著，也可以索性就直接睡著，也沒關係！因為這就叫做「帶功入睡」！您只要「想」到收功就可以了！

《練功功效》

臥功主要用於養氣，室外氣候不佳或體質虛弱無力練站樁功者均可進行臥功鍛鍊，**年老體衰、氣血兩虧者尤其適宜**。若您有失眠現象者，可借助臥功誘導入睡，當練至睡意襲來時，便可自然睡去。

《預備姿勢》

❶仰臥：兩腿伸直，雙臂置於體側，兩腳與肩同寬，手掌心朝上或朝下均可（圖1），也可兩小臂彎曲，大小臂間的夾角大於90度，手型與

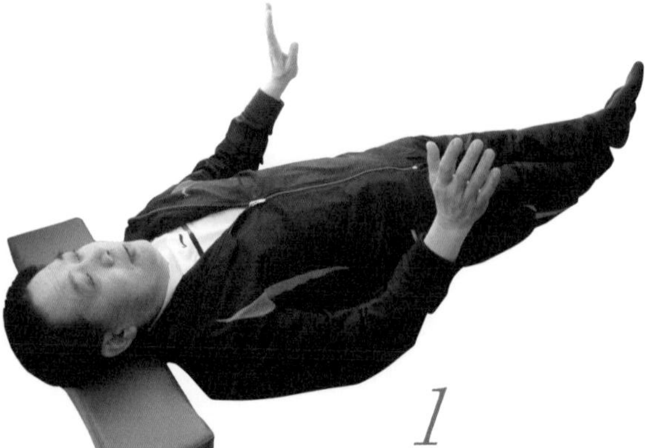

1

馬步站樁時一樣。

❷兩腳也可以交叉，也可右手置於小腹，左手置於右手上（圖2）。

❸側臥：右側全身放鬆，右腿在下微彎曲，右手虎口在右耳，左腿彎曲於右膝，左手放於左胯上（圖3）。

【練功動作】

❶您穿著寬鬆衣物，全身放鬆。

❷舌舐上齶，兩眼睜開，自然呼吸，深、細、勻、長。

❸練功時間不得少於30分鐘。

【收勢】

兩腳分開，雙手由兩側向頭頂畫弧，再沿任脈下行，將氣導至「湧泉穴」，反覆做3次。

如果您不需馬上入睡時，可以站起來收功，方法同第六章收勢。

注意事項

- 臥功要睜眼練習，如您練功之前已經覺得疲憊，建議您乾脆去睡覺！否則半睡半醒、似練非練，反而對身體有害！在練臥功時，手肘要似離非離的懸空於床上。
- 如您在練功的時候，不小心睡著也沒關係，因為這叫做「帶功入睡」！但您在醒來時記得要做收功，若時間不允許時，至少要「想」到收功。

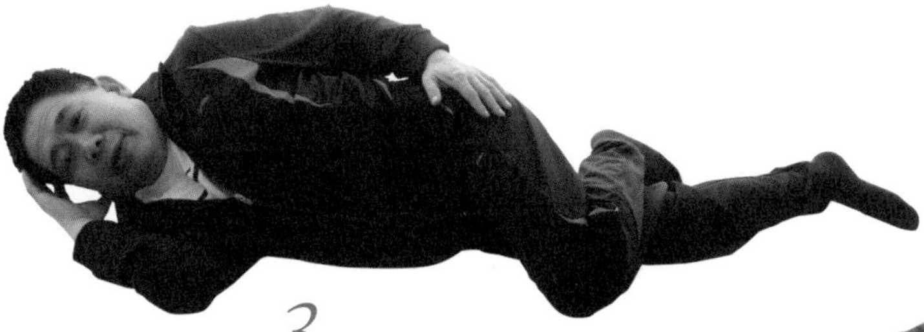

3

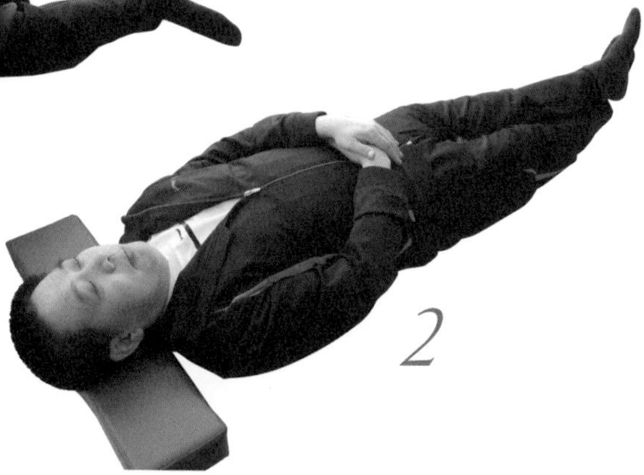

2

保健按摩功

這是「少林內勁一指禪」最簡單、最實用的部分，雖然練成這13招並沒辦法成為武林高手！但是卻能讓您頭腦清醒、耳聰目明、身體健康。最重要的是這十三招都可以單獨練習，而且是對於重度用腦者最有幫助！

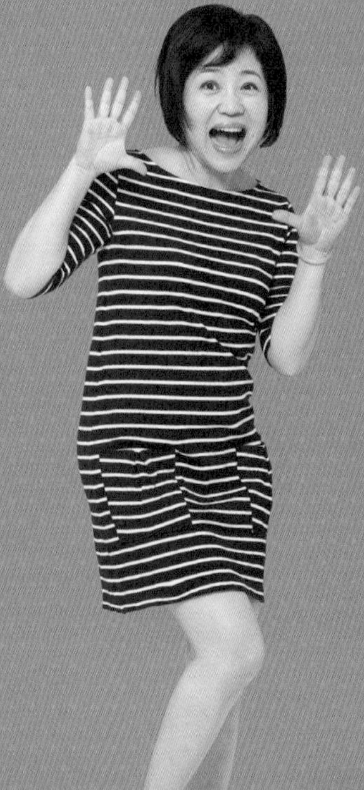

保健功共分十三式，彼此相互作用。這種功法可讓您的頭腦清醒、耳聰目明，平衡陰陽。除了可以防止頭部疾患，還有益於與腦部相通或相為表裡的經脈，特別是任、督二脈及開竅於頭面的內臟（備註：肝開竅於目、心開竅於舌、脾開竅於口、肺開竅於鼻、腎開竅於耳）。

保健按摩功俗稱「開七竅」，是吸取山東谷岱峰老人保健按摩的精華而編排的一套隨時可練的頭部保健按摩功，也是「少林內勁一指禪」的配套功法。

本功法也可單獨練習，對長期伏案工作、重度用腦者最有幫助！

保健按摩功的動作都是通過「十宣、勞宮、魚際」等穴位與頭、面、額相關部位相互作用，可使頭腦清醒、耳聰目明，預防面部疾患。

經由練功，對與頭部相通或與其互為表裡的經脈及開竅於頭面的內臟都有極大助益，對暢通任督二脈、平衡全身陰陽最具功效！保健按摩功共十三式，分述如下。

如果您要練好保健按摩功，一定要牢記「十宣、勞宮、魚際」這三個超級重要穴道。

十宣穴

首先介紹「十宣穴」，這穴位就是您的十指尖端，距指甲 0.1 寸處，所以總共有十個穴道，不過中指的尖端同時也是「中衝穴」。
「十宣穴」就是經絡的「出氣穴」，也是人體對於磁力最敏感的部位。尤其是大拇指、食指及中指號稱「天地人」，這三指的氣感尤其明顯。民間傳說中，「十宣穴」是治療中風的急救穴，理論在於十宣穴可以降低腦部血壓。平常您可以用拇指反覆按十宣穴，或是用十宣穴按自己的後腦（用點扣的方式）。可以提神醒腦、治療腦神經衰弱、頭痛與 失眠等。

勞宮穴

勞宮穴則是本書最重要穴道，再叮嚀一下！勞宮穴位於手掌中央，當您握拳的時候，請把您的中指與無名指往掌心彎曲，所指到的地方就是勞宮穴。

魚際穴

魚際穴位於人體的手拇指本節（第 1 掌指關節）後凹陷處，約當第一掌骨中點橈側，赤白肉際處。因為這裡的肌肉明顯突起，形狀跟魚很像，所以才會叫做魚際穴。魚際穴跟呼吸器官的關係十分密切！日本就很流行每天搓揉魚際穴，可以抵禦外邪，對於感冒早期症狀有明顯的療效！而且對於咳嗽、咽喉痛、哮喘、氣管炎都很有助益！
如果您將雙手的魚際穴相互對搓，搓到發熱，那麼對於您的不舒服症狀就更有幫助了！

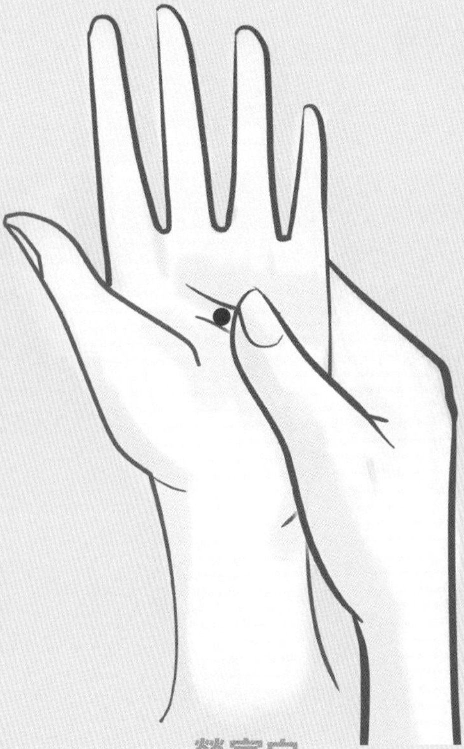

勞宮穴

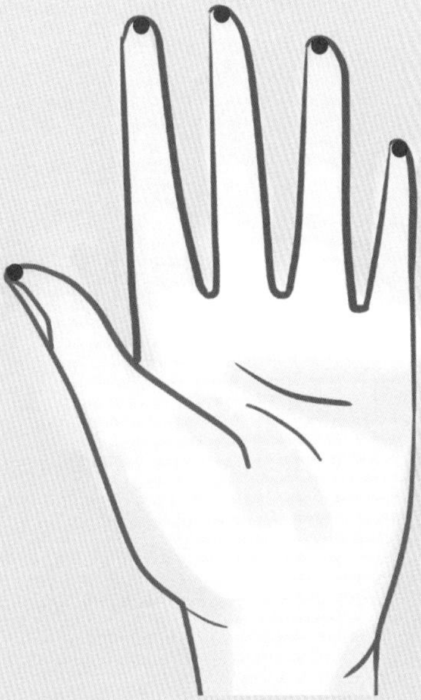

十宣穴

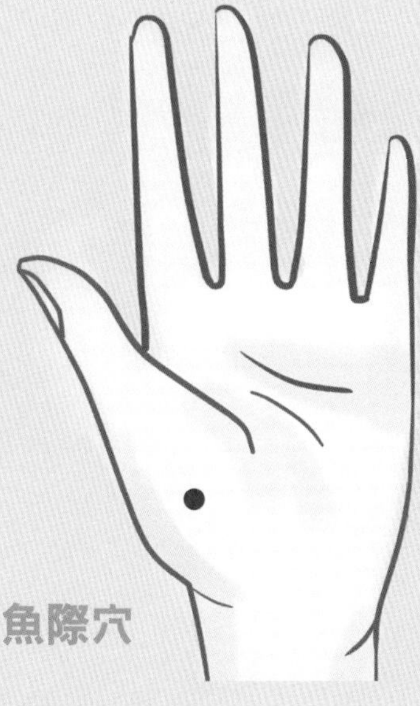

魚際穴

A 梳頭 免除禿髮危機

練功功效

六陽經脈皆通於頭，故頭部有「六陽魁首」之稱；而督脈為陽脈之海，對六陽經氣起督理、調節作用。頭頂正中為督脈要穴「百會穴」又稱「泥丸宮」，為六陽經脈匯集之處，也是人體內外交流的三大窗口之一，按摩此穴，可以保護髮根，免除禿髮危機。

練功動作

❶ 十指彎曲成「梳子」狀，左右輪流從前髮際梳至後髮際。
❷ 各梳 36 次（圖 1、2）。

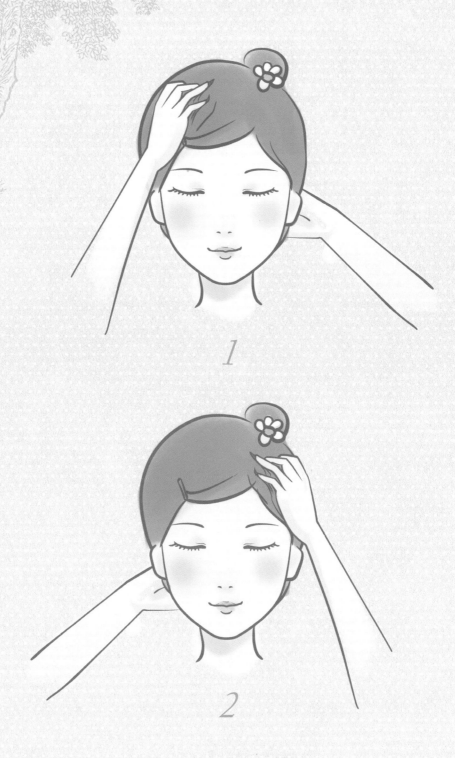

1

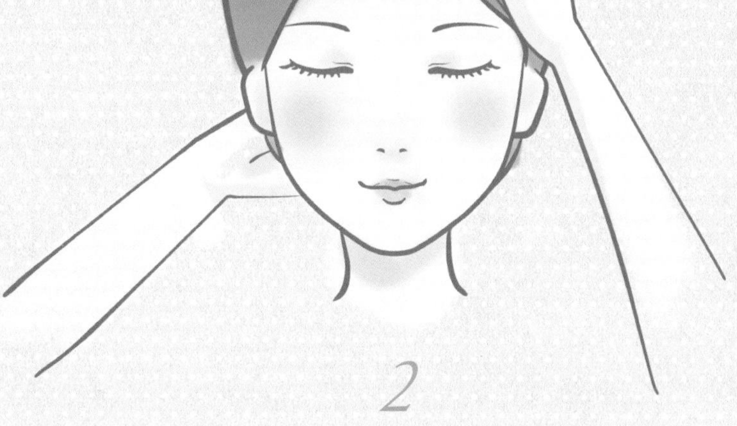

2

B 開印堂 改善頭痛

練功功效

印堂為經外奇穴之一，居少陽經之位，是調節「天庭、百會、膽經」等氣脈的要穴，也是氣功要穴。

本節功法對改善頭痛、頭重、產婦血暈等症有助益。

練功動作

兩手掌朝下，彎曲食指，將食指第一、二指節之間置於印堂，大拇指分別按於兩側「太陽穴」，其他手指彎曲，向外拉至太陽穴後復原再拉，做 36 次（圖 1、2）。

保庇豆知識

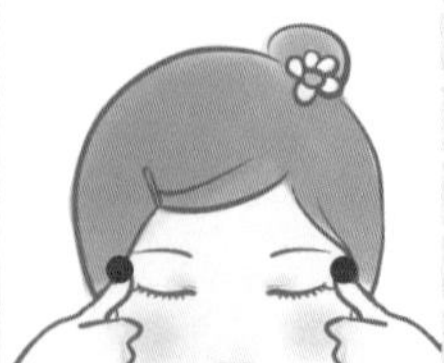

太陽穴

太陽穴在於眉毛與眼睛外側的凹陷處（如圖）。按摩太陽穴必須要「輕而不浮，重而不滯」，總之就是要均勻、柔軟。經常按揉太陽穴，可以加強新陳代謝，達到健腦提神和養目護身、消除疲勞的作用。但是太陽穴的表面皮膚如果有破損或感染，則不宜按揉！

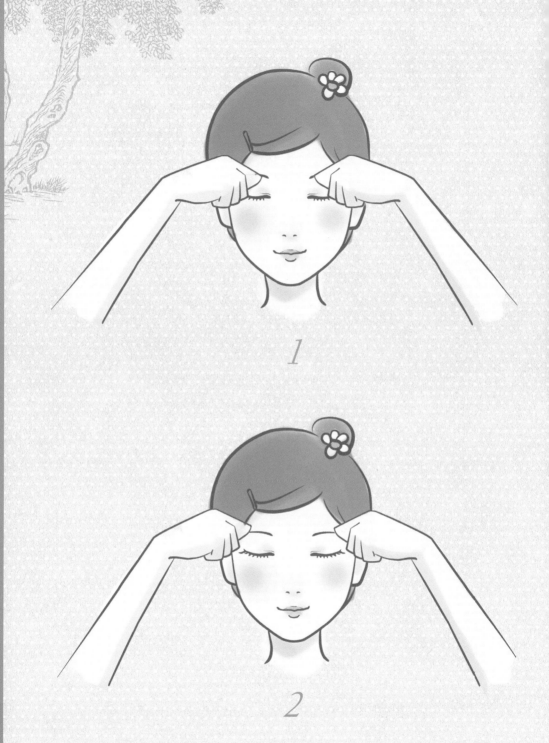

1

2

C 揉眼睛 神清氣爽

練功功效

眼睛四周有六陽經、厥陰肝經和任脈，還有睛明、瞳子、承泣等穴位，眼睛與肝臟有密切的關聯，因此中醫說「肝開於目」。

由於五臟的病變會反映在眼球的相對部位，人的精氣神也會反映在眼睛上，中醫在望診時都會仔細的觀察眼睛的狀況。

常揉眼睛不僅可以使人神清氣爽，還可促進內臟的機能。

練功動作

❶ 以雙手食指、中指置於兩眼眼頭，向眼尾方向抹，抹至眼尾即轉向上方抹去。

❷ 大拇指分別按於兩眼外角，揉 36 次（圖 1、2）。

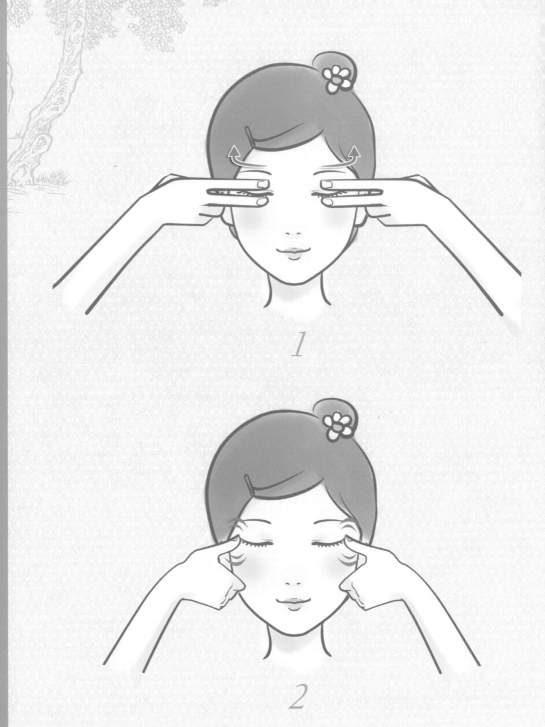

1

2

D 搓鼻子 防治鼻炎

練功功效

人之成形由鼻為先，故有「鼻祖」之說。肺開竅於鼻，魚際穴為肺經穴，搓鼻子可以防治鼻炎、感冒等疾病，晨起即練此功效果最佳。鼻是人體吸收「天氣」之通道，是吸清呼濁、吐故納新的器官，練功之人應常保呼吸暢通。

練功動作

❶ 將雙手的魚際穴置於鼻梁兩側，一上一下地反覆搓。

❷ 一上一下為一次，共搓 36 次。

❸ 也可以將手高舉過頭，鼻吸嘴呼的做 9 次。

保庇豆知識

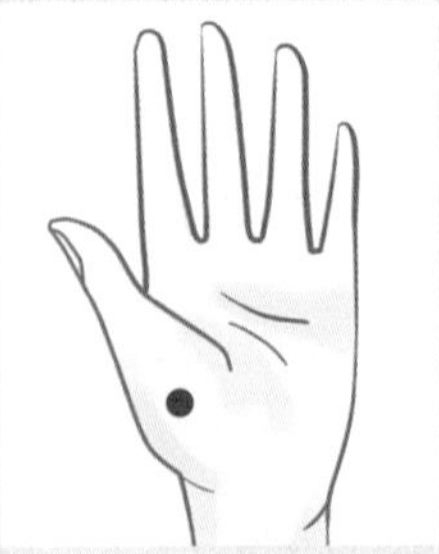

魚際穴

魚際穴位於人體的手拇指本節（第 1 掌指關節）後凹陷處，約當第一掌骨中點橈側，赤白肉際處。因為這裡的肌肉明顯突起，形狀跟魚很像，所以才會叫做魚際穴。魚際穴跟呼吸器官的關係十分密切！日本就很流行每天搓揉魚際穴，可以抵禦外邪，對於感冒早期症狀有明顯的療效！而且對於咳嗽、咽喉痛、哮喘、氣管炎都很有助益！如果您將雙手的魚際穴相互對搓，搓到發熱，那麼對於您的不舒服症狀就更有幫助了！

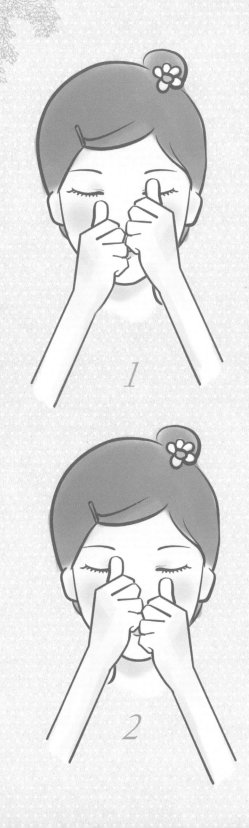

1

2

E 揉人中　急救穴

練功功效

人中穴又名鬼宮、鬼客廳或鬼市，屬督脈穴，近督脈末端齦交穴。齦交穴為任脈、督脈及足陽明胃經交會處，常揉人中有助於疏通督脈，改善中風昏迷，牙關緊閉、口歪眼斜、飲水無度、脊僵腰痛、小兒驚風等症狀，為一切不省人事急症之急救穴。

練功動作

以拇指或食指端按住「人中穴」，左右按揉各 36 次。

保庇豆知識

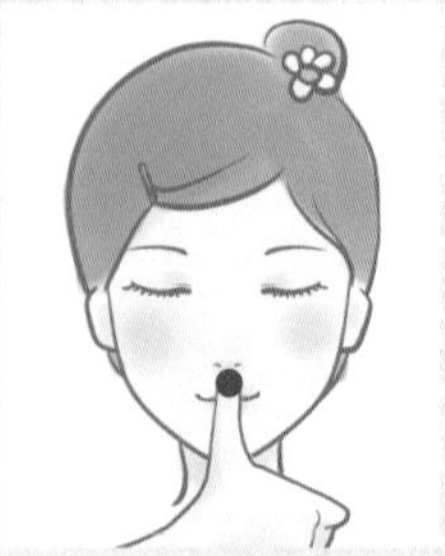

人中穴

人中穴位嘴唇上方正中央。此穴是急救要穴，如果有人昏倒時，您便可用食指指腹按他的人中穴三十秒，幫助他甦醒。至於原理可能是刺激人中穴會引起大腦皮質興奮！

人中穴有趣之處就在您無論是拜拜或是禱告，您的手掌正好都會在人中穴附近，此時任督二脈就會因此連結。

至於平常按揉人中穴，對於鼻塞也有一定的效果！

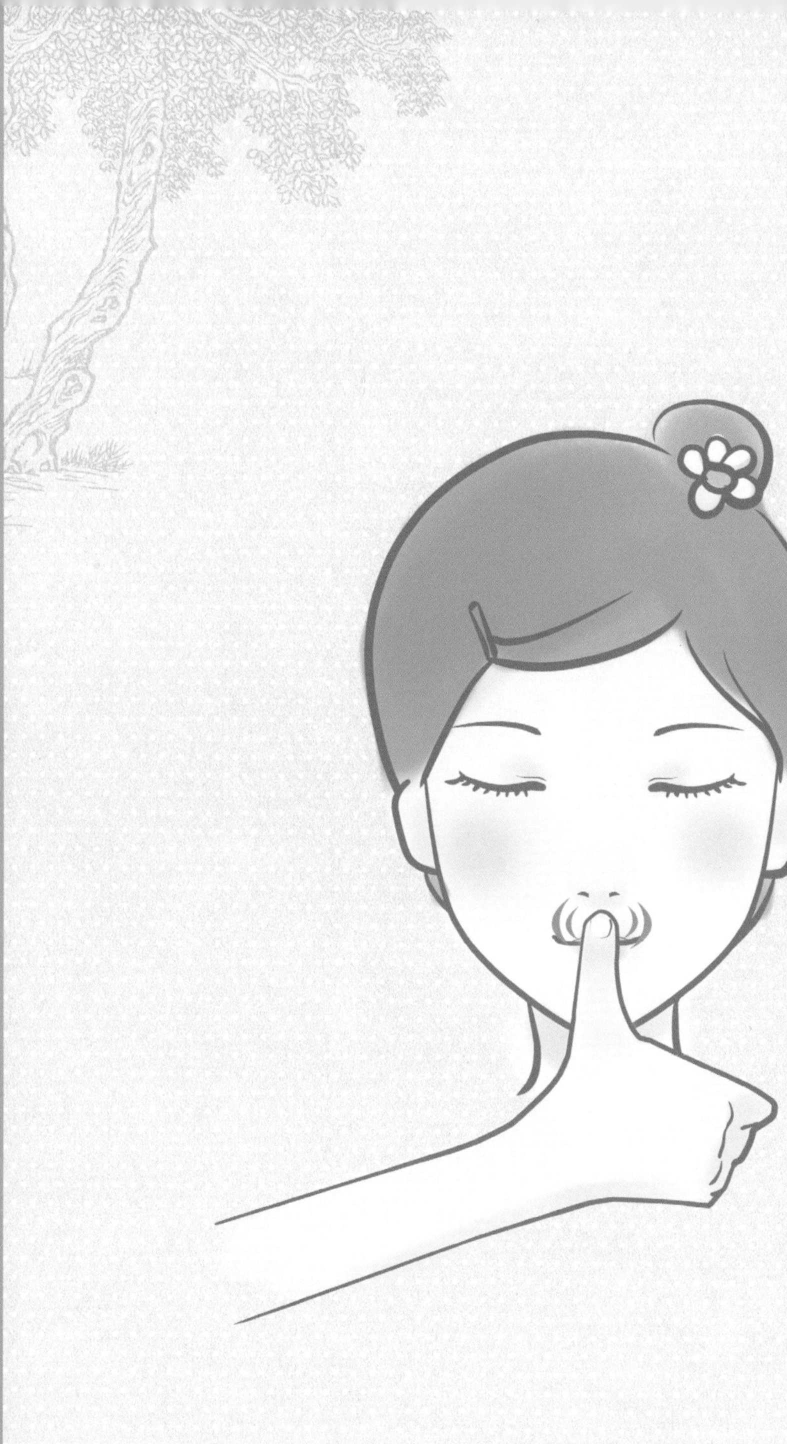

F 揉承漿 改善牙痛、齦腫

練功功效

承漿為任脈末端穴，為任、督二脈之交會。上揉人中、下揉承漿，可幫助練功者打通任督二脈。

揉承漿對牙痛、齦腫、口腫、臉腫、流涎、癲狂等症均有助益。

練功動作

用一手的食指按在「承漿穴」，左右按揉各 36 次。

保庇豆知識

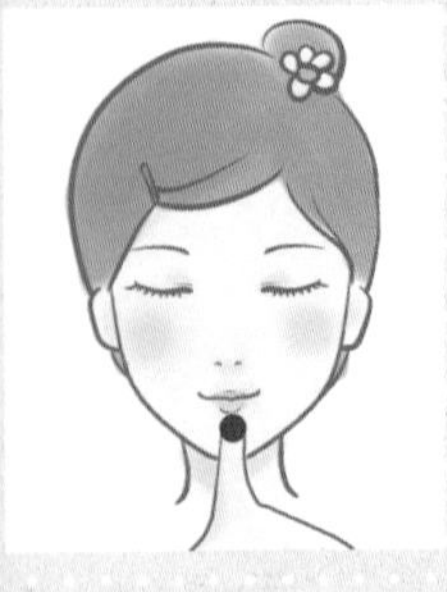

承漿穴

承漿穴位於嘴唇下方，頦唇溝的正中凹陷處，跟人中穴正好相對。承漿穴是任脈與督脈之交會穴，也是大腸經及胃經交會處。

刺激承漿穴，可以有通脾胃、開竅與提神之效。對於顏面神經麻痹、顏面浮腫、齒神經痛、脖子酸緊也有很大的幫助。

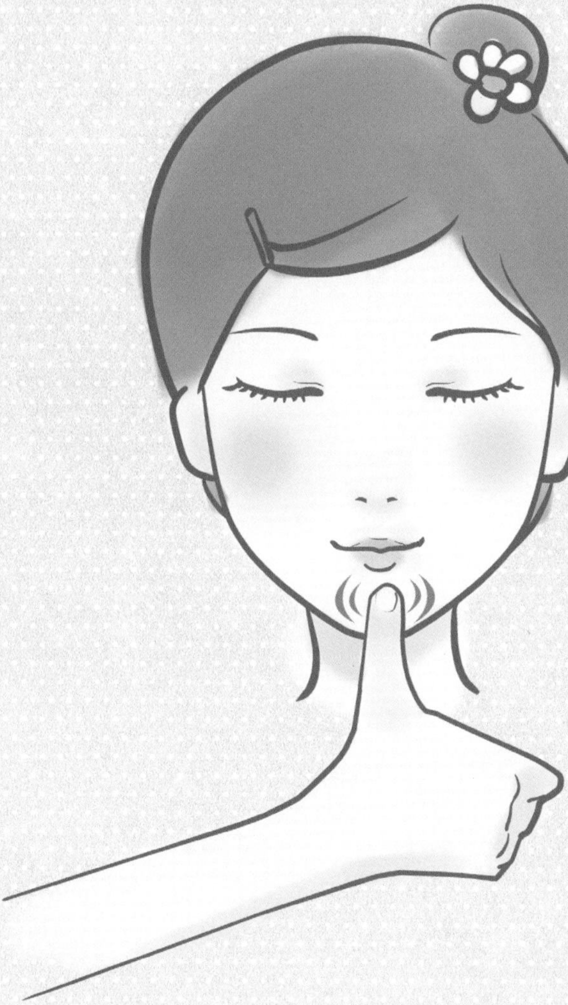

G 推地倉 改善夜盲 顏面神經失調

練功功效

地倉穴是足陽明胃經穴，為手足陽明、陰蹺脈交會處。
按揉此穴對改善口角歪斜、流涎、眼瞼抽動、夜盲等症狀有幫助，並可防止嘴角下垂。

練功動作

❶ 以任一手的拇指和食指端，分別置於兩嘴角旁的「地倉穴」。
❷ 同時向上推後即放鬆復原，再上推，反覆做 36 次（圖 1、2）。

保庇豆知識

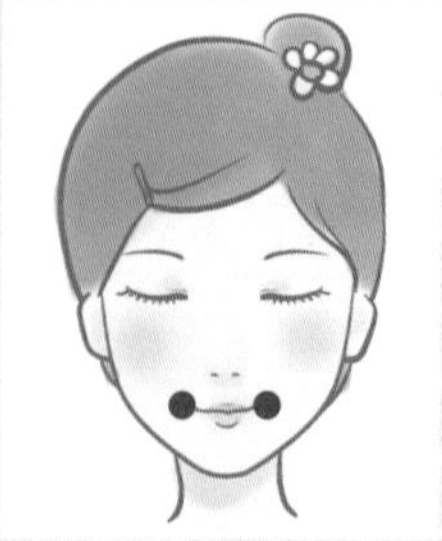

地倉穴

位於嘴角外側，口角旁 0.4 寸，跟直視時的眼珠相對。此穴道是顏面神經分枝所經之處。如果有顏面神經失調、或是講話時嘴巴習慣歪一邊，就可以按揉此穴來矯正。

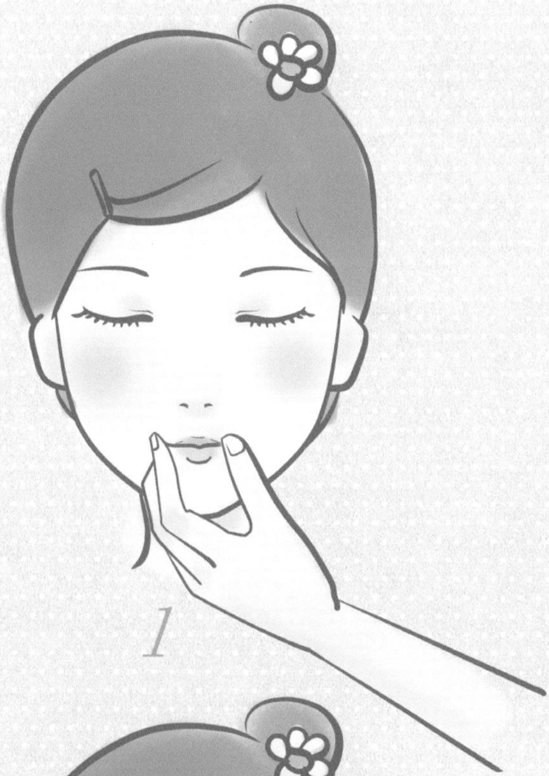

1

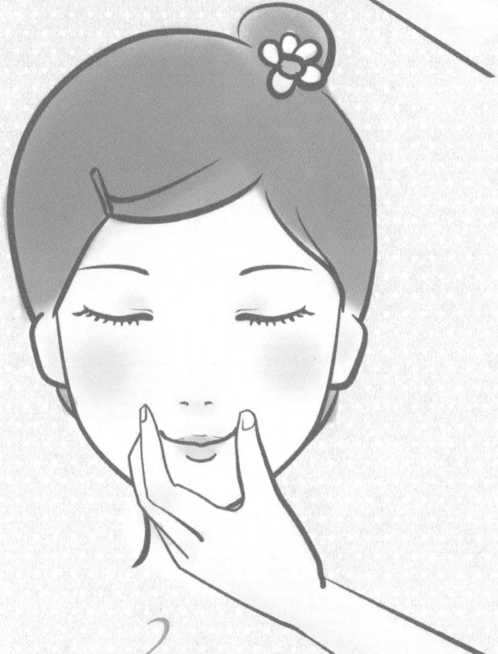

2

H 叩齒　健齒治牙痛

練功功效

叩齒不僅可以健齒，還可以治療牙痛、牙鬆，同時透過叩齒的震動，可以促進任、督二脈的相通。

練功動作

嘴不張開，上下臼齒要相叩 36 次（圖 1、2）。

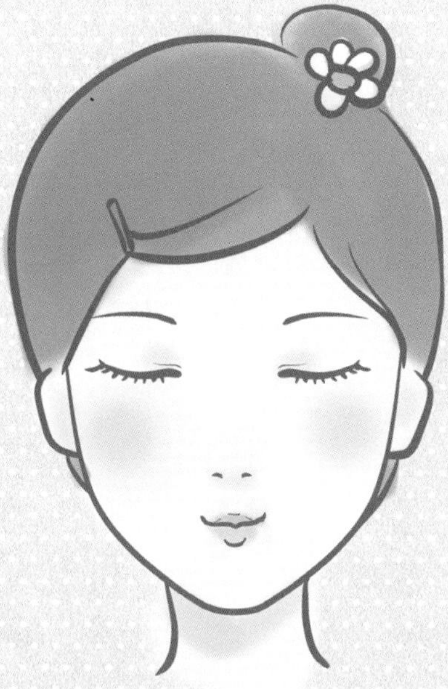

1

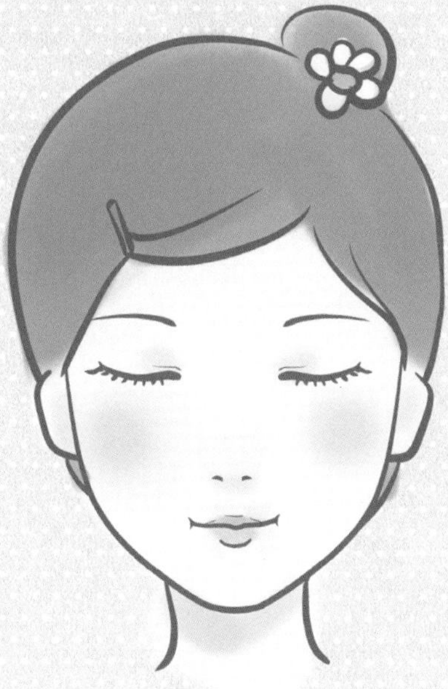

2

1 舌刷牙　增加身體抵抗力

練功功效

舌為心之靈苗，五臟臟象都會反映在舌上，舌苔為中醫望診首選部位。本節舌刷牙的動作不但是全舌運動，還能活動頷關節、刺激舌下金津玉液穴，增加唾液的分泌。唾液又稱「天水」、「自家水」，可以防治口腔病變、增加身體抵抗力。

練功動作

❶ 以舌尖沿上、下牙外側反覆轉刷 36 次（圖 1、2）。

❷「刷牙」時所生之津液切勿吐掉，應徐徐咽下。

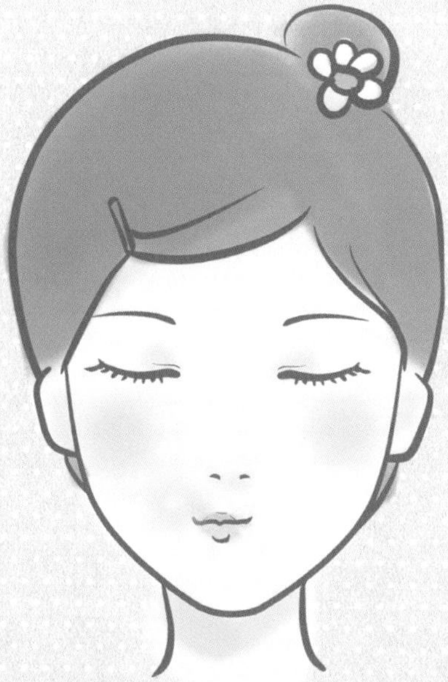

1

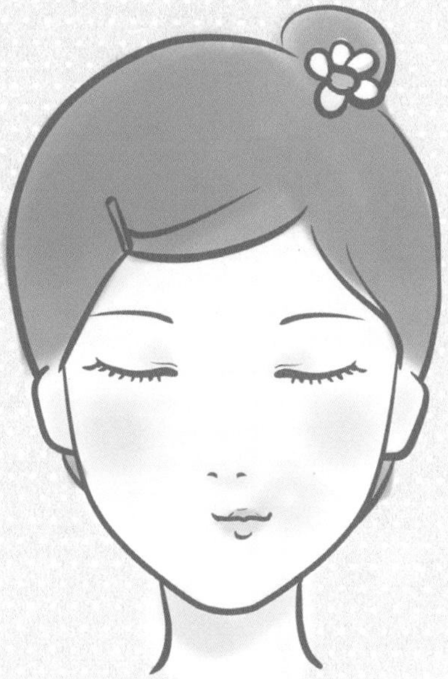

2

J 揉頰車 改善口痛、齒痛

練功功效

頰車為足陽明胃經穴，揉壓此穴可改善口痛、齒痛、頰腫、面腫、口噤不語等症狀，還可刺激唾液分泌。

練功動作

❶ 以雙手食指端置於面頰兩側的「頰車穴」上。

❷ 上下轉揉各 36 次（圖 1、2）。

保庇豆知識

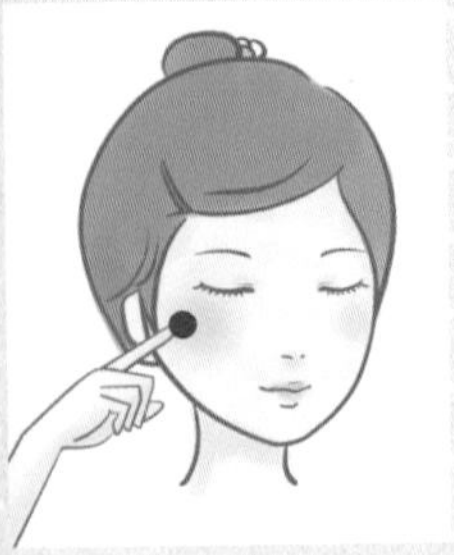

頰車穴

頰車穴位於臉頰兩旁，下頷角下前上方一橫指，當您用力咬牙時，下巴鼓起之處就是頰車穴。

因為頰車穴上有一條肌肉叫做嚼肌，如果嚼肌太發達，您就很容易有國字臉，所以按摩頰車穴可以放鬆嚼肌，修飾臉型，有時也可以緩解牙疼、舒緩眼睛疲勞，讓自己看起來更有朝氣！

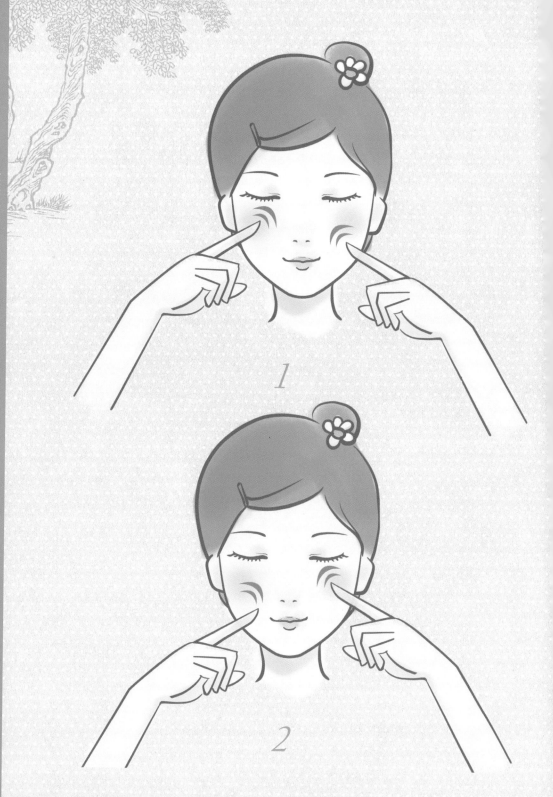

1

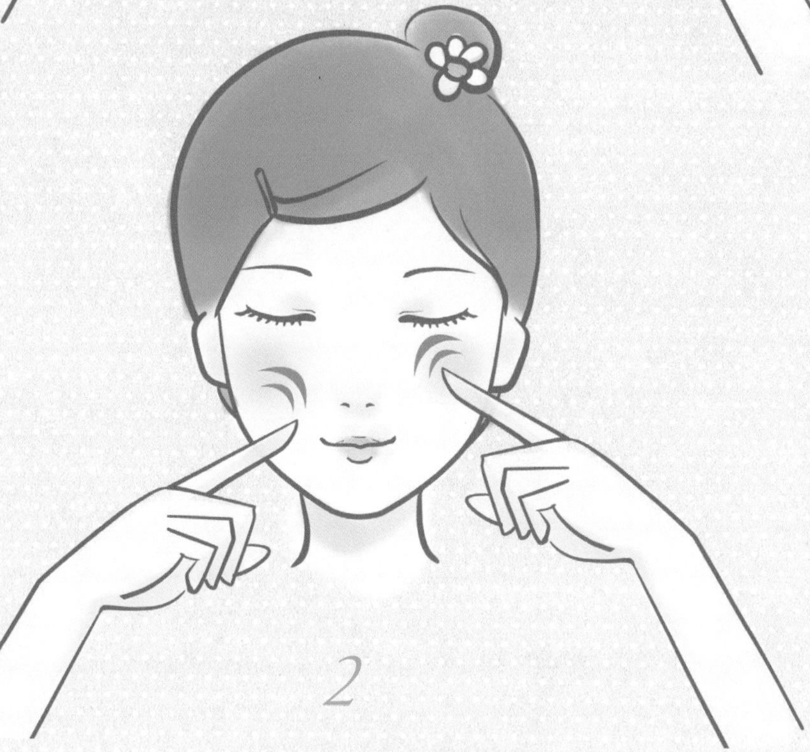

2

K 乾洗臉 保健面部

練功功效

勞宮穴為人體對外的一大通道，是人體三大窗口之一，也是「內氣外放」的重要穴位，貼於臉上可以內氣自授，對整個面部都有保健作用，防止面部神經麻痹尤為有效。

練功動作

❶ 雙手全掌平貼於臉上，一手在上橫貼於前額，另一手豎貼於同一側臉上。

❷ 橫掌向同側橫搓後轉為向下豎搓其同側臉頰，同時豎掌向上搓後轉為在前額橫搓，交替輪換，反覆做 36 次（圖 1、2）。

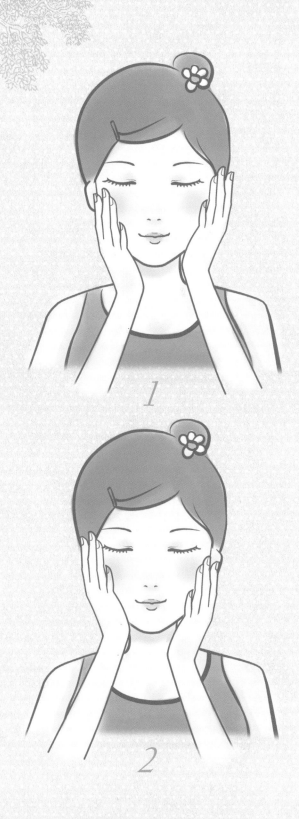

1

2

L 搓頸椎 治療頸椎病變

練功功效

雙手搓摩上及督脈啞門穴，下及大椎穴，旁及足太陽、手少陽、足少陰、陽蹺、陽維等穴位，有助於通督脈，治療頸椎病變。

練功動作

❶ 雙手指腹橫平置於頸椎處，一手在上、一手在下，兩手交錯。

❷ 右來回搓擦頸椎 36 次（圖 1、2）。

保庇豆知識

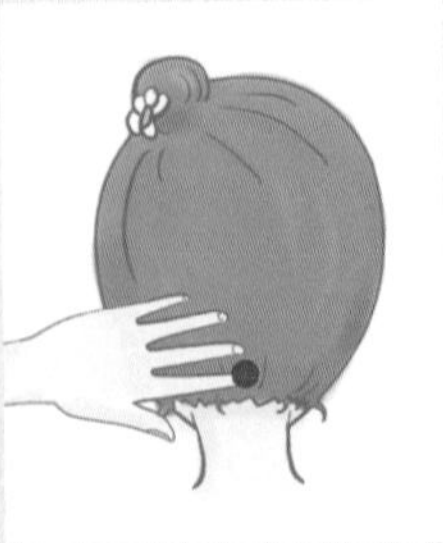

啞門穴

啞門穴位於後頸部中央，後髮際正中直上 0.5 寸，第一頸椎下。如果您聲音沙啞、舌頭不聽使喚、咽喉疼痛、流鼻血、頭重、頭痛、想嘔吐。您可以用雙手食指輕按壓啞門穴，每次按壓 3 秒鐘、按個十次。可以讓您恢復好嗓子！

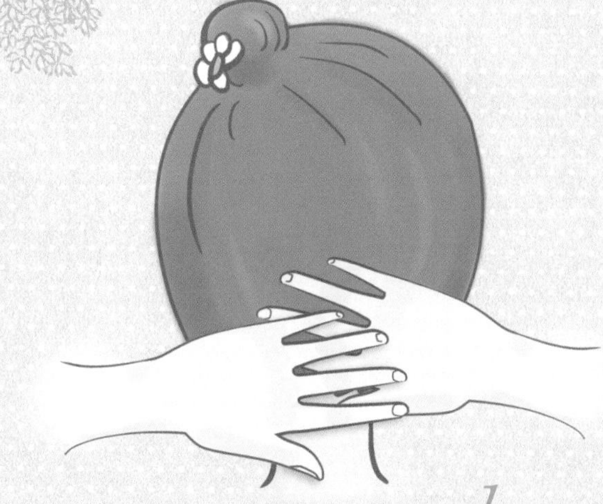

1

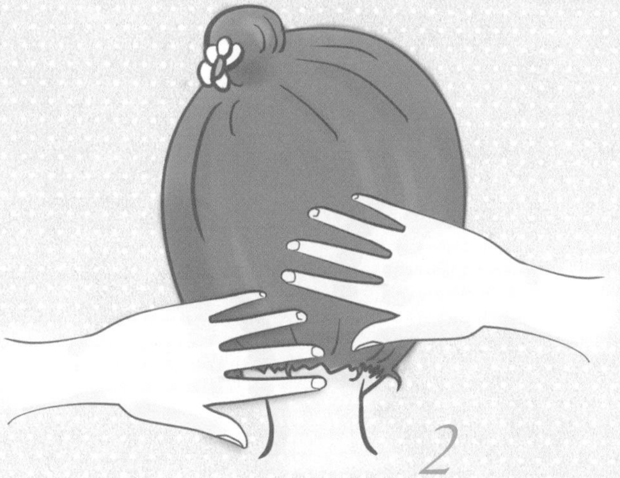

2

保庇豆知識

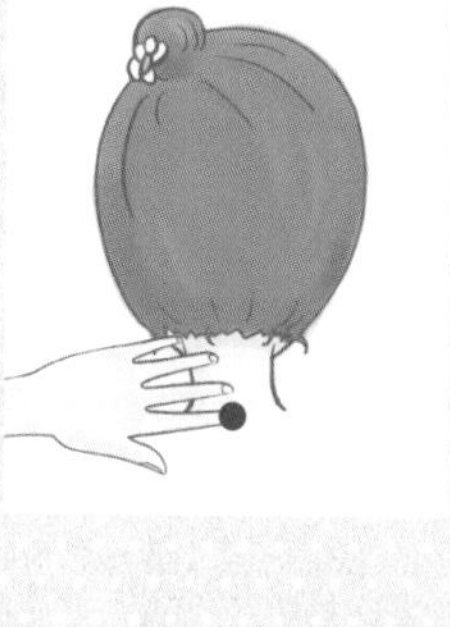

大椎穴

大椎穴位於第7頸椎與第1胸椎之間。這穴位可厲害了！是督脈、手三陽及足三陽共七條經絡的交會之處。大椎穴對於各種神經病症與各種自律神經失調都有鎮靜作用，甚至對於預防感冒與扁桃腺發炎也有幫助！按摩大椎穴的方式是用中指按壓兩分鐘，或者是用吹風機吹大椎穴刺激1～2分鐘亦可！

M 鳴天鼓　耳避失聰

練功功效

人體雖分臟腑、九竅、四肢百骸等，但都是全身的一部分，同時每一局部又是一個小整體。打個比方，耳朵並不只是一個單純的聽覺器官，它與人體許多經絡臟腑有著密切的關係。

《靈樞・口問》篇說：「耳者，宗脈之所聚也。」《靈樞 邪氣藏府病形篇》說：「十二經脈，三百六十五絡，其血氣皆上於面而走空竅，其精陽氣上走於目而為睛，其別氣走於耳而為聽……」《靈樞・脈度》篇則說：「腎氣通於耳，腎和則耳能聞五音矣……」由此可證耳朵與經絡、臟腑的關係有多麼密切！鳴天鼓可鼓動相關的經絡，健耳避失聰。

練功動作

❶ 以雙手中指分別插入兩耳孔內，用拇指和食指相彈 36 次。

❷ 再用兩掌心緊按耳孔，然後向外猛拔，連續按拔 3 次（圖 1、2、3、4）。

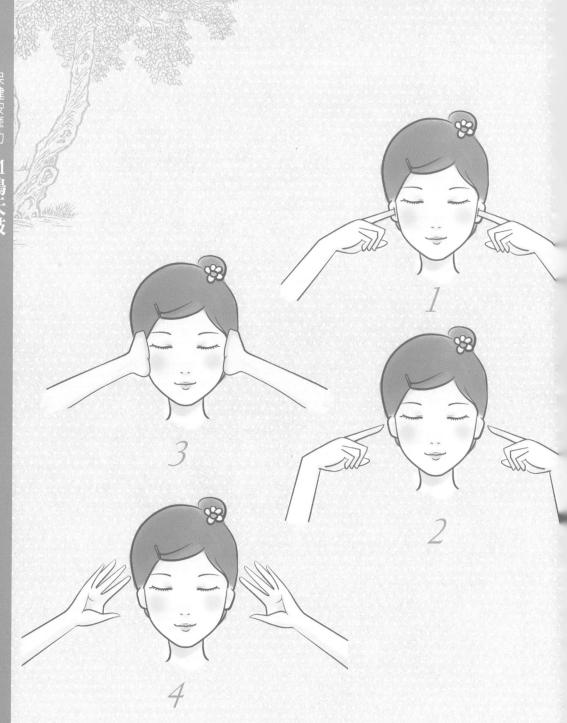

1

3

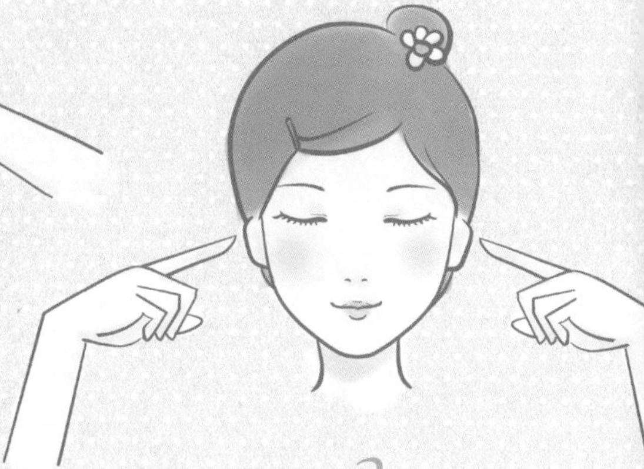

2

4

意猶未盡 同場加映

當您看到這裡，其實這本《少林內勁一指禪》已經即將接近尾聲了，如果未來還有機會的話，我們也許會再出版一本《少林內勁一指禪提高功》，但是提高功已經是最高層次的功法，我不知道讀者朋友的接受程度，也不知道大家是否有成為絕頂武林高手的決心。

再怎麼說，《少林內勁一指禪》初級功與中級功都已經介紹完畢，但是我想大家應該還是有「意猶未盡」的感覺，好吧！那我只好「同場加映」幾個有趣的附錄單元。

首先是高從文大師親傳、我個人超級推薦的頭好壯壯額外三招：鷹爪、太極圈以及我在電視上不停介紹的開智功，這三套功法都很簡單，而且動作都很有趣味！最重要的這三招對於大腦都很有幫助！因為我周圍很多朋友都有中氣不足的問題，主要原因就是因為他們用腦過度、想太多、而且特別容易緊張不安！以中醫而言，想太多會傷到脾

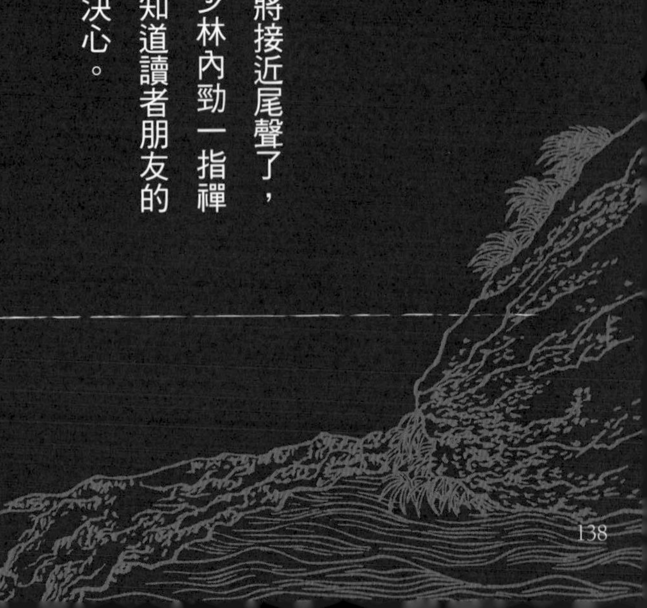

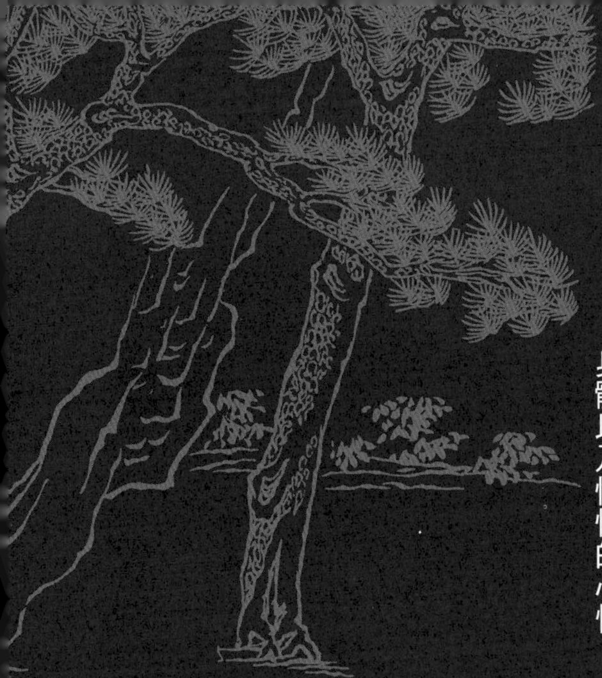

（思為脾之志），以西醫來看，用腦過度也會消耗更多的氧氣，所以還是那段老話，勤做深呼吸，今天想不出來的梗就留給明天再想吧！

接下來的附錄二是我花了兩年時間所開發出來的按摩精油：依美油，因為我覺得故事非常感人，所以特別拿出來跟大家一起分享。附錄三則是依美油的六種使用方式，這些內容也跟穴道有關，不過都是前頭已經提過的穴道，所以這些內容等於是幫助讀者朋友複習這些人體的重要穴道，希望大家可以喜歡這些附錄，也希望大家可以擁有健康的身體以及愉悅的心情。

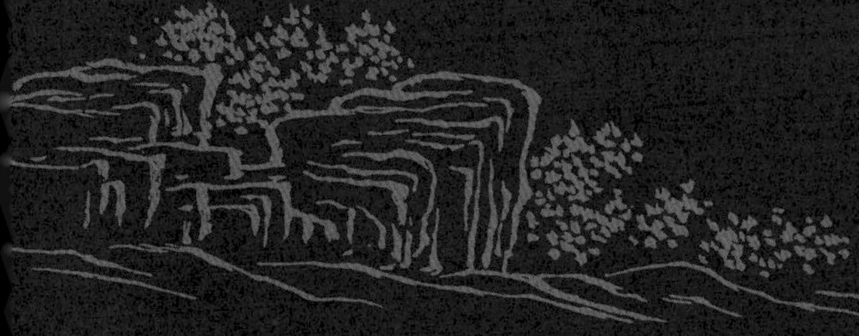

X 鷹爪 通經絡、活氣血

動作要領

❶ 兩臂伸直與肩平，手心朝下。

❷ 用力猛抓十指，一抓一放，不少於 20 次。

美人
話家常

據說第一位發明鷹爪功的人是南宋抗金名將：岳飛，岳飛獨創的鷹爪功被稱為「鷹爪連拳」。幾百年之後，整個大江南北以鷹爪為名的武術門派就有如雨後春筍，但是大致上分為南派與北派。南派鷹爪功習慣使用拇指、食指、中指等三指。北派鷹爪功則是五指並用，但是拇指卻保持彎曲。

不過高從文大師教我的「鷹爪功」，應該是最簡單實用的鷹爪功，因為只要輕鬆地猛抓十指，即可完整招式。而且我覺得這招式與童年時代唱〈小星星（一閃一閃亮晶晶）〉的動作非常類似！

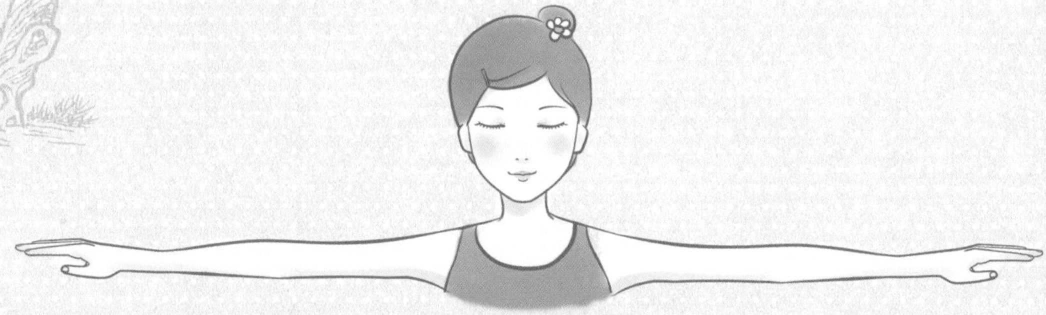

1

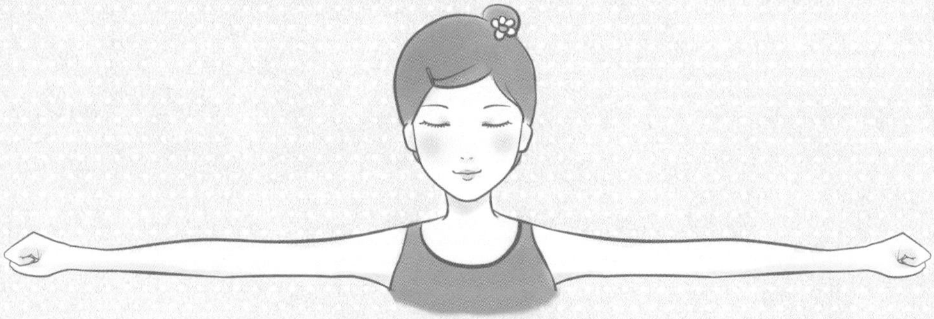

2

Y 太極圈 大腦平衡

動作要領

❶ 兩臂朝前方伸直，一手心向上，一手心向下，上下畫圈，成陰陽太極圈。

❷ 上下交替變換，要求盡量畫圓。

美人話家常

老實說，太極圈的動作跟超人在變身時的動作非常類似！不過各位讀者千萬別小看這招可以維持大腦平衡的簡單實用招式。當您看到這段，本書已經快要進入尾聲了，或許您會好奇為何這本書有這麼多招式都跟大腦有關，而且都是為了消彌緊張與不安呢？

那是因為大腦是人體最耗氧的器官，尤其是緊張與不安時，腦部活動就會異常活躍，這時會消耗更多的氧氣。所以當您的腦袋瓜使用過度，腦筋轉不過來時，建議您可以先做深呼吸，然後再來比畫一下這招「太極圈」，享受讓腦袋恢復正常，變身成超人的快感吧！

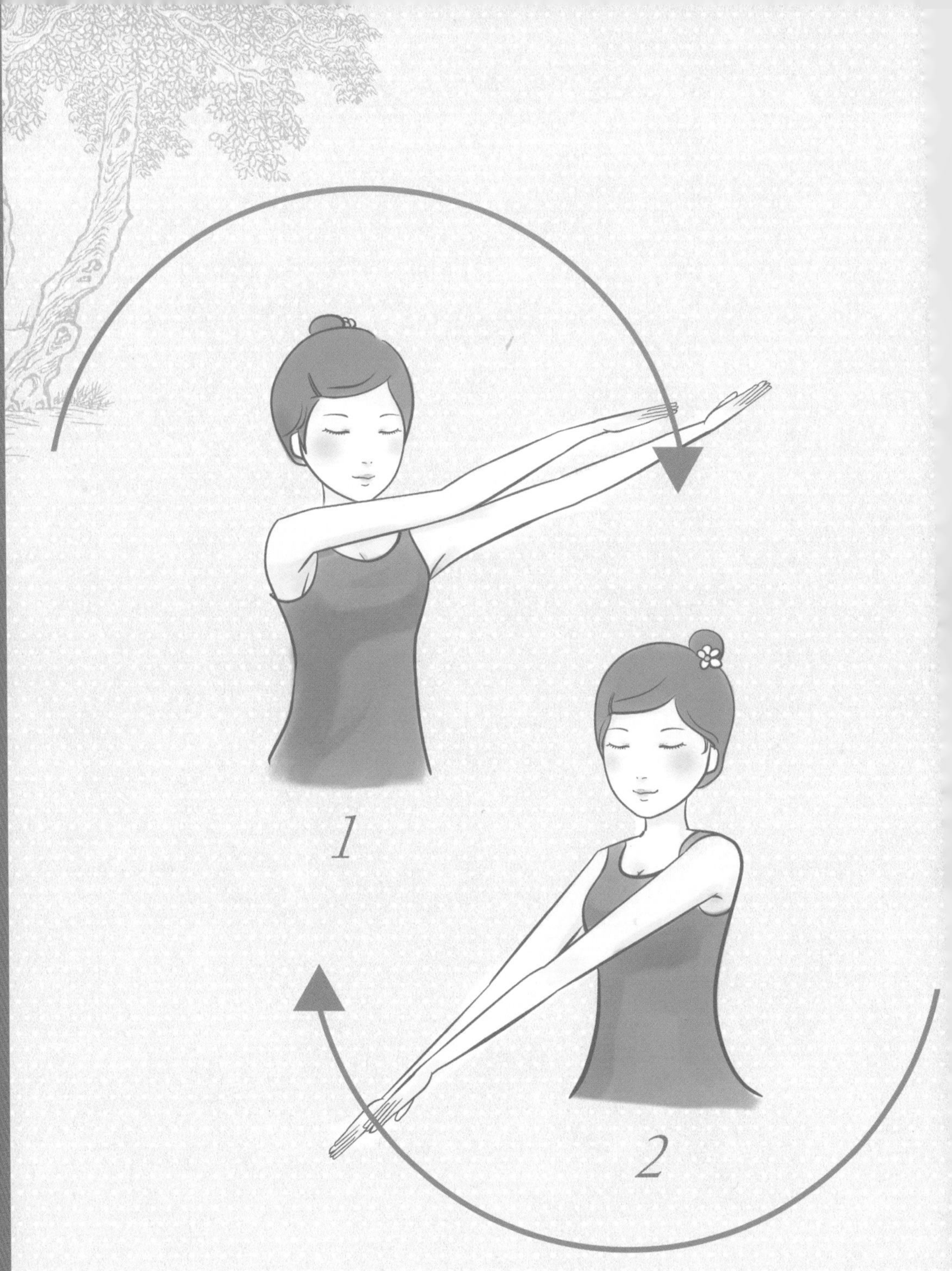
1
2

Z 開智功 益智健腦

動作要領

❶ 雙手拍掌。

❷ 用右手的拇指與食指揪捏鼻尖，
左手的拇指和食指揪捏捺右耳。

❶ 再拍掌。

❸ 再用左手的拇指與食指揪捏住鼻尖，
右手的拇指與食指揪捏左耳。

依此重複、左右交換、動作由慢到快，共 20 次。

美人話家常

開智功是這本書裡頭我最愛的一招，所以只要有機會，我就會教我周圍所有人學習這招「開智功」。如果您希望孩子頭腦聰明、功課好，希望自己思緒清晰、沒煩惱，那麼您一定要把這招好好學起來！

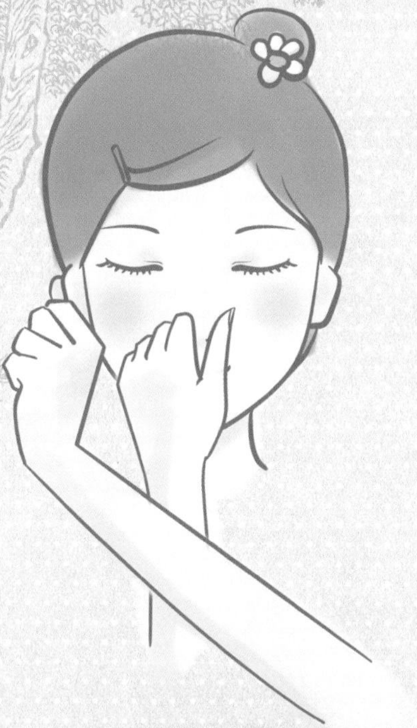

1

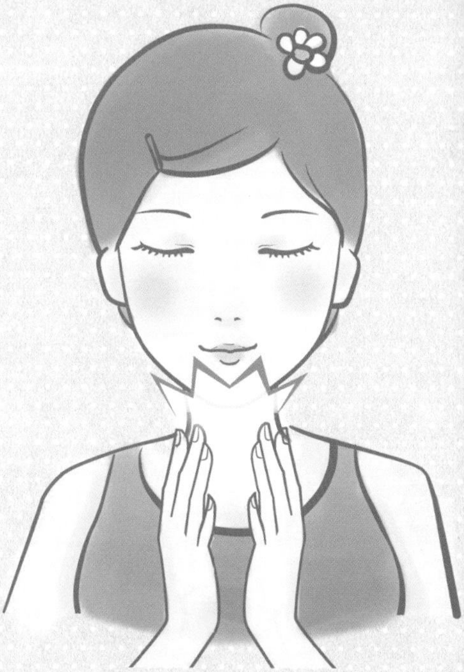

2

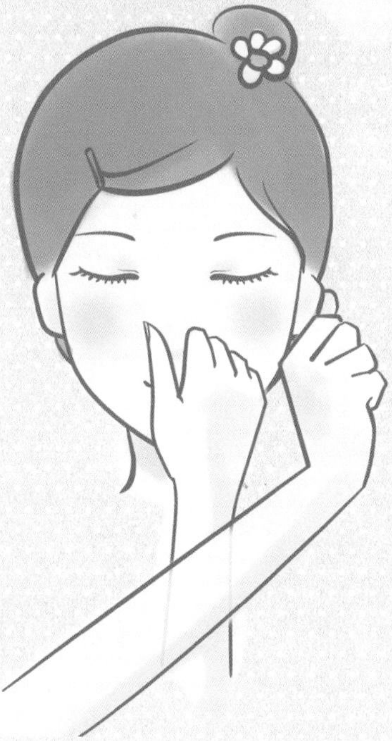

3

附錄二

漫長又熱血的依美油故事

雖然這篇後記跟高從文大師的「少林內勁一指禪」一點關係都沒有！不過我想既然這本書介紹了那麼多穴道、提起了那麼多健康小常識，那麼我乾脆來講一個跟我有關的健康故事，這個故事經歷兩年多的時間、跨越好幾個國家、歷經好多熱心人士的奔走才得以圓夢，因為故事實在太感人！所以我花了整整十天功夫才寫完這篇文章，首先我要從故事的源頭：吳永志醫師開始說起。

認識吳醫師之前，我只知道他是一位曾罹患肺癌的醫師，靠著用生命領悟出來的食譜，天天吃新鮮蔬果、喝乾淨的水，調整生活習慣後抗癌重生。於是我便邀請他上我當時主持的節目「國民大會」，當時他出了一本書《不一樣的自然養生法》，我猜那應該是台灣出版界當年賣最好的一本書，而且他還將那本書的版稅收入全部捐給了慈善單位，真的令人非常敬佩！不過後來很多人惡意攻擊他，讓他非常沮喪。而我在第一時間傳真去美國鼓勵他，因為在我心目中，我始終認為他是一位好人。

由於吳永志醫師是虔誠的基督徒，他靠禱告度過那段難熬的時光，後來他在國外看到報紙，發現新竹地區有位乖巧孝順的邱小弟弟因為父母雙亡，生活陷入困境，於是吳醫師就決定要幫助邱小弟弟，接下這個重責大任，頻頻奔波於台北新竹之間。

其實吳永志醫師的絕活是用腳看病，他從患者的腳丫子便可診斷出病情，於是我就請吳醫師幫我看腳，然後他勸我三不五時就要按摩一下腳，而且強烈建議最好使用含有鴯鶓油成分的按摩精油。

不過這下可難倒我了，我必須承認當時我根本不知道鴯鶓油是什麼？我又如何能夠找到呢？於是我開始用功地去找資料、問朋友，才終於搞懂鴯鶓油（Emu Oil）的好處。

（再次提醒一下，鴯鶓的發音為「兒苗」。）又名澳洲鴕鳥，是澳大利亞獨有的生物。牠長得很像鴕鳥、但是又比鴕鳥小，腳趾也比鴕鳥多了一趾！總之非常地特別！至於鴯鶓油的特點為何？它具有滲透力極強的「中鏈三基甘油酸」，所以滲透至皮膚最內層，對改善皮膚皺紋以及保持皮膚的彈性及滋潤有幫助。

後來我就到處趴趴走，終於在香港找到了一瓶鴯鶓油成分的按摩膏，但是吳醫師卻勸我千萬不要使用那瓶按摩膏，因為要把鴯鶓油脂做成膏狀，一定要額外添加定型成分，但是那種成分卻是一種致癌成分！

因為始終找不到我渴望、又不會致癌的按摩油，讓我感到非常失望，所以我就想要嘗試自己做一瓶，於是我就請吳永志醫師幫我研究含有鴯鶓油成分的完美按摩油配方。

儘管當時吳醫師忙著在全球各地巡迴演講，但是他還是非常認真、花了三個月時間為我調配出最完美的配方，而且他希望我不要只做給自己用，最好是把這按摩油生產出來，才能幫助更多人！所以吳醫師便幫我介紹了台灣的知名藥廠跟我合作，同時也為此油取了一個響亮的名字「依美油」，於是這曠日費時的依美油計畫就於焉展開。

過去這兩年來，我前後大約請廠商打樣了幾十種試用品，而且吳醫師伉儷每次回台灣時，都會不厭其煩地親自幫我測試這些試用品，而且提出非常寶貴的建議。同時我也要感謝我周圍幾十位自願當白老鼠的朋友與家人，像我女兒當時嚴重鼻塞，用了此油之後就不久，就暢通了不少！另外還有一位電視台同事，他在出外景時嚴重鼻塞，幾乎已經到達無法呼吸的地步，也是用了此油之後便舒緩了不少！

因為白老鼠們佳評不斷，所以此時我作了一個決定，我希望在依美油公開上市之後，將我未來三年與依美油有關的收入全部捐給花蓮門諾醫院的老人社區計畫，同時我也將我的想法告訴依美油未來的總經銷商：康柏公司的王總，他也當場承諾我未來每瓶依美油一定會提撥5％捐給門諾醫院，此舉讓我感到十分地窩心與放心。不過說來也好笑，當我動心起念之時，其實距離依美油上市居然還有一年多的時候，真的是好事多磨！

過了不久，吳永志醫師又稍微修改了依美油的配方，加入了尤加利油（Eucalyptus oil）。

尤加利油是唯一含有三個氧分子的油脂；它可將多餘的一個氧分子轉讓給自由基，間接中和或消滅自由基，大家都知道自由基是個大家唯恐不及的大壞蛋，它與一百多種疾病以及衰老有關，所以我們一定要給尤加利油按個讚，讓它成為伊美油挑大樑的扛霸子吧！

後來冬青油（Methyl Salicylate）與薄荷腦油（Menthol）又加入了依美油的成分陣容中。依據中醫的「陰陽冷熱」理論，冬青油與薄荷腦油的組合可以刺激神經、加速血液循環、讓皮膚細胞自然放鬆，達成舒緩緊張情緒，對於減輕頭昏腦脹、紓解肌肉關節疼痛有些幫助。

當依美油的配方大致確定之後，我們就找到一家提供鴯鶓油脂的瑞士廠商合作，但是不知道怎麼回事？他們的鴯鶓油味道就是很難聞，於是吳醫師就提議在伊美油加入擁有抗癌成分的薰衣草精油來緩和一下味道！於是我就很幸運地找到一家位於日本東北地區的薰衣草精油廠商，他們真的非常專業，擅長提煉天然薰衣草精油，而且還可以調配上百種薰衣草味道。只不過此時發生了日本三一一大地震，原本想跟我合作的日本廠商不幸也是受災戶之一，所以他們只好無奈地跟我說聲抱歉。

此時整個依美油計畫已經進行將近兩年了，我想懷胎都只須十個月而已，所以我根本不容許自己萌生放棄依美油的念頭，所以我又託了一位朋友幫我在法國找到一家非常棒的法國精油廠商，我想法國不愧是香水王國，他們做出來的天然薰衣草精油，味道居然比日本廠商還要棒！

同時我也找到一家澳大利亞廠商 Nature's Care 提供鴯鶓油原料，並且也負責將法國人所製造出來的天然薰衣草精油一起融合在依美油內。我覺得這真是最皆大歡喜的結局，因為鴯鶓原本就是澳大利亞的國鳥，交給澳大利亞廠商來生產，算是合情合理的歸宿。再者，Nature's Care 的老闆（吳進昌、陳素珍夫婦）也是台灣人，這也是親上加親！

當我的故事寫到這裡，其實連我自己回首這段歷程，我都已經熱淚盈眶，畢竟這是一個歷時兩年多、在眾人同心協力之下才能圓夢的故事。

聽完這些故事，這下子大家總算明白了吧？雖然我看起來很聰明，其實我還滿傻的！我原本只是想要一瓶讓我覺得滿意、讓我女兒也感到滿意的按摩精油，我的想法就這麼單純，但是最後居然被我搞成如此浩大的工程，甚至連我女兒 MINA 都戲稱我是好像在專門調配精油的「巫婆」，但是她也說她長大之後也想當巫婆，因為我奔波兩年、跟台灣、瑞士、法國、日本、澳洲眾多廠商所打樣出來的幾十種依美油，我女兒覺得每一種都很棒，她說：「無論怎麼塗？怎麼按？都非常舒服！」

依美油是我人生一個里程碑，雖然它只是一瓶按摩精油，但是那卻是我的夢想，也代表我的誠意。我會將以我為名的依美油塗抹在我的關節、肌肉疼痛處，對了～還有穴道，您只要每天深度按摩23次，每次1～2分鐘，那也許對於您的頭暈目眩、腰痠背痛與風濕疼痛會有不小的幫助。另外我也建議不要把依美油放在冰箱裡，因為這是真正的鴯鶓油，所以放入冰箱會凝結成油脂。不過若您想測試依美油的真偽，放入冰箱就可以見分曉！

不過有了依美油，我之後會不會再推出二美油呢？嗯我想應該是「有一無二」，畢竟這過程實在太辛苦，現階段我只希望更多人有機會與我一起分享我花了兩年時間、千辛萬苦才打造出來的依美油，我就已經心滿意足了！

最後要感謝所有參與依美油計畫的朋友，尤其是吳永志醫師伉儷，我更是由衷感謝！

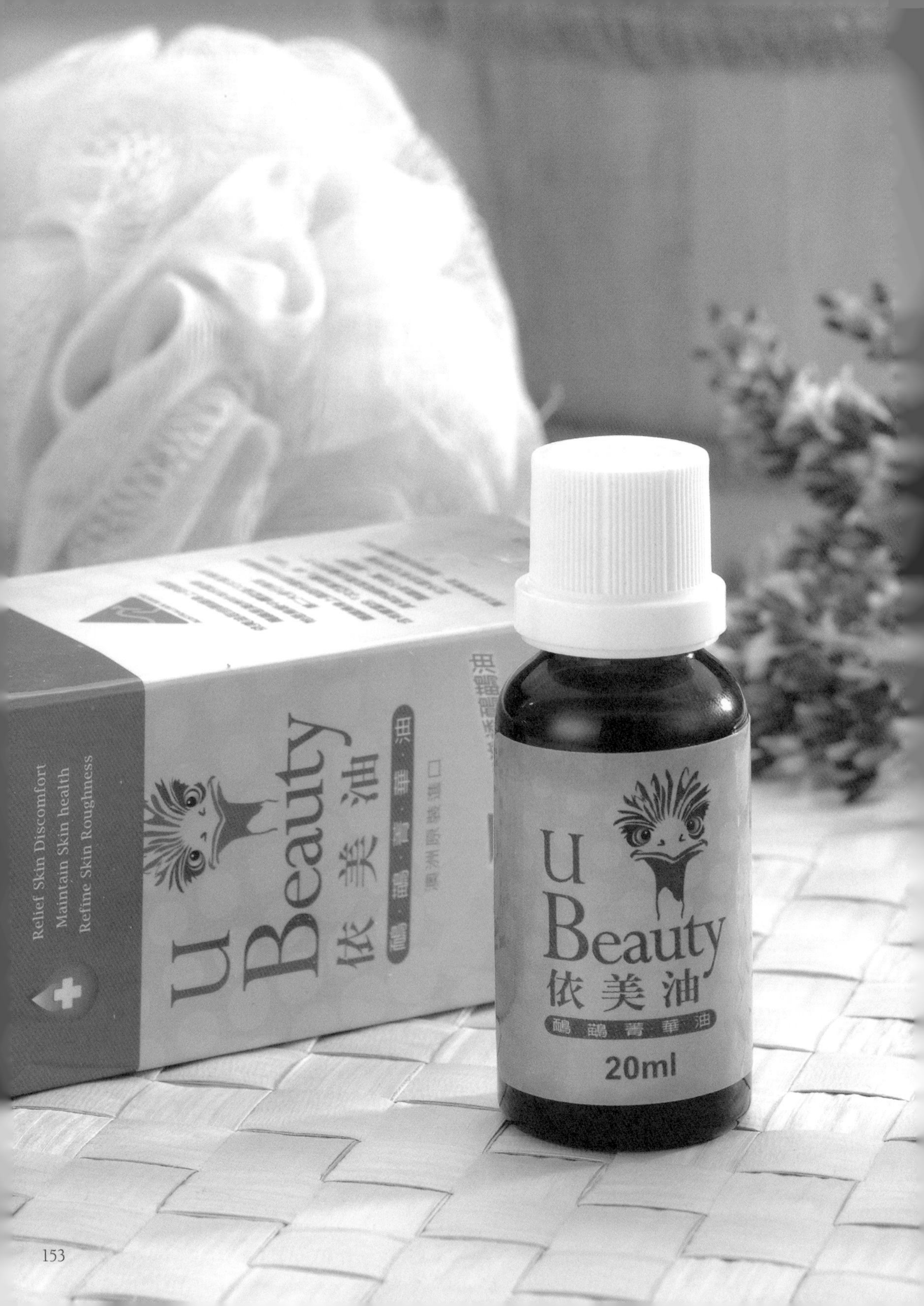
Relief Skin Discomfort
Maintain Skin health
Refine Skin Roughness
U Beauty
依美油
鴯鶓菁華油
澳洲原裝進口
U Beauty
依美油
鴯鶓菁華油
20ml

1 太陽穴按摩

緩解頭痛、平衡荷爾蒙

動作要領

❶ 將依美油塗抹在雙手食指的指尖。

❷ 雙手大拇指按在下巴骨頭上，利用食指指尖用適度力量以畫圓圈方式來按摩太陽穴，每次最少重複 9 次。

❸ 請避開眼睛周圍，以免刺激眼睛。

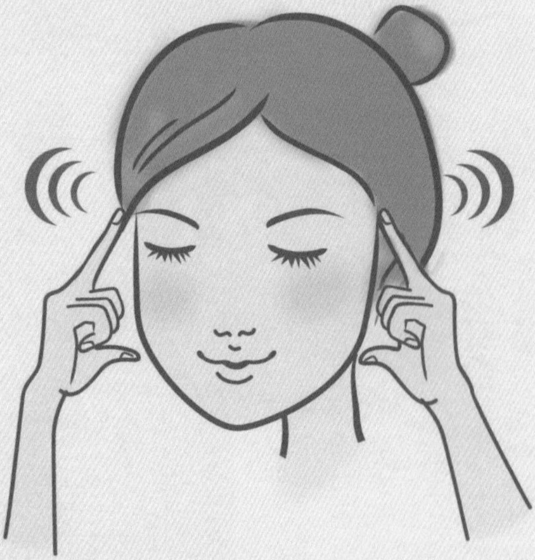

2 風池穴按摩

改善疲勞、明亮眼睛

動作要領

❶ 將依美油塗抹在雙手食指、中指、無名指的指尖，然後伸直，手指呈現「發誓」狀。

❷ 放在後頸部，由兩側往中間風池穴位置來回按摩 9 次以上。

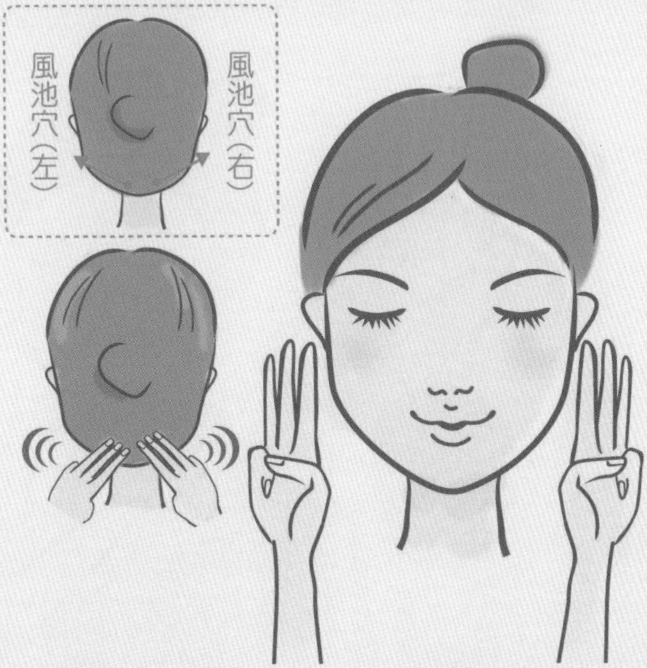

3 肩井穴按摩

改善肩膀痠痛、舒鬆淋巴結

動作要領

❶ 將依美油塗抹在左手食指、中指、無名指的指尖，以左手手掌中間的掌紋為基線，按壓在右側肩膀上。

❷ 將左手放在右肩上之後，用力有節奏地叩擊肩井穴（第七頸椎至肩頭之中點）。

❸ 以此類推，接著用同一方法用右手叩擊左肩的肩井穴。

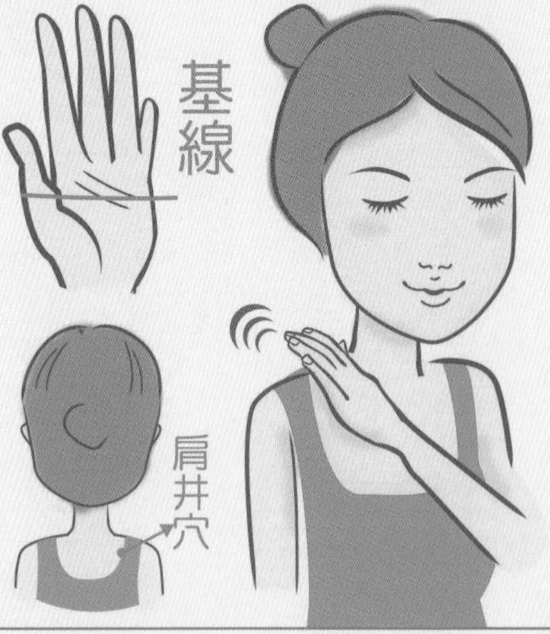

4 神闕穴按摩
消水腫、促進新陳代謝

動作要領

❶ 取適量依美油塗抹在神闕穴（您的肚臍眼上）。

❷ 用手指頭對神闕穴四周做輕微且和緩的按摩，每次順時針、逆時針各 20 回。

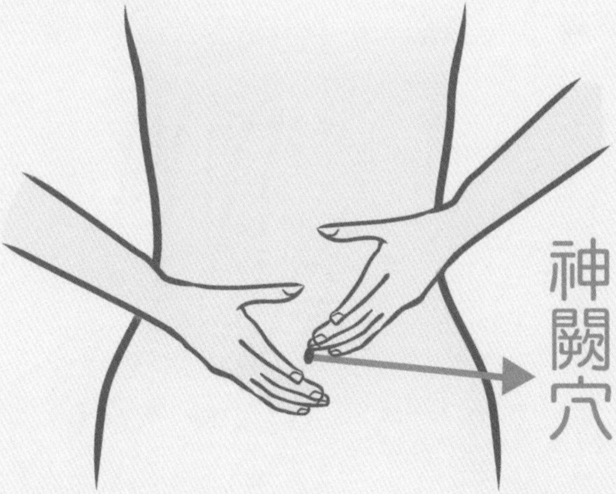

5 勞宮穴按摩

清心安神、改善精神不濟

動作要領

❶ 將依美油塗抹在右手大拇指上，將拇指放在左手勞宮穴上，其餘四指放在手背後做支撐。（備註：勞宮穴位於手掌中央，當您握拳的時候，請將您的中指與無名指往掌心彎曲，所指到的地方就是勞宮穴。）

❷ 大拇指以旋轉方式揉壓勞宮穴約 30 秒。

❸ 以此類推，接著換左手大拇指揉壓右手勞宮穴。

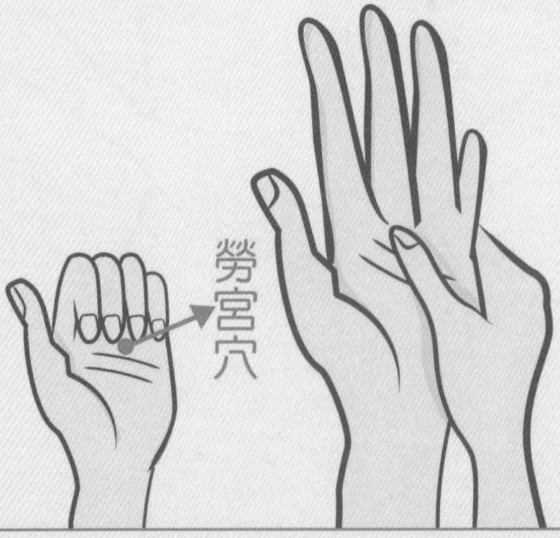

6 大陸穴按摩

改善口臭與失眠

動作要領

❶ 取適量依美油塗抹在右手大拇指尖，以垂直方式按摩左手大陵穴 3 分鐘（備註：大陵穴的位置位於手腕掌橫紋的中點處）

❷ 以此類推，接著用左手大拇指按摩右手的大陵穴。

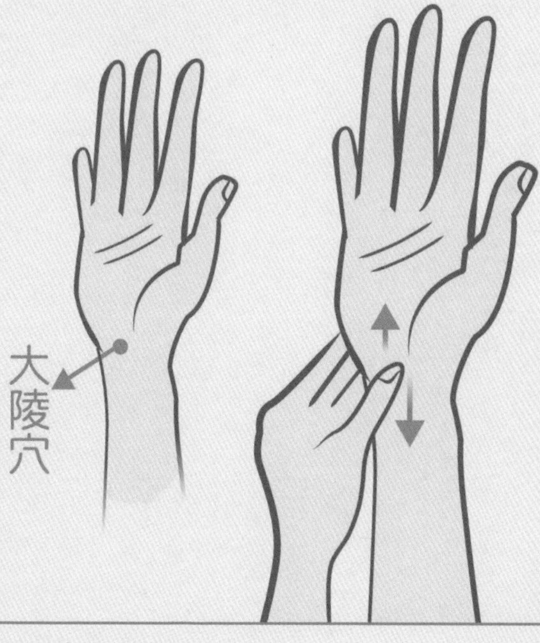

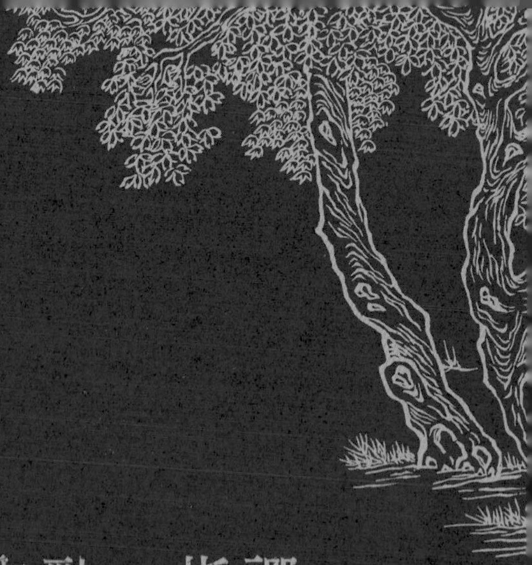

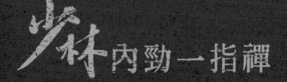

少林內勁一指禪

作　　者　高從文、于美人

發 行 人　于美人
出版發行　上古文化傳媒有限公司
114 台北市內湖區瑞光路 513 巷 36 號 3 樓
電話 02-2656-0057
出版統籌　閻驊
內容校對　吳明珠

總 經 銷　皇冠文化出版有限公司
台北市敦化北路 120 巷 50 號
電話 02-2716-8888

著作完成日期　2012 年
初版一刷日期　2012 年 4 月
初版四刷日期　2012 年 7 月
法律顧問　劉陽明律師

讀者服務傳真專線 02-2656-0255
讀者服務網站 http://www.yubeauty.com/
本書定價 新台幣 280 元

國家圖書館出版品預行編目資料

少林內勁一指禪 / 高從文, 于美人作. -- 初版. -- 臺北市 : 上古文化傳媒, 2012.04
面 ;　公分
ISBN 978-986-88222-0-7(平裝)

1. 氣功 2. 養生

413.94　　101005587